Fit und schlank mit Hula Hoop

Die 10 Wochen Fit und Gesund Challenge

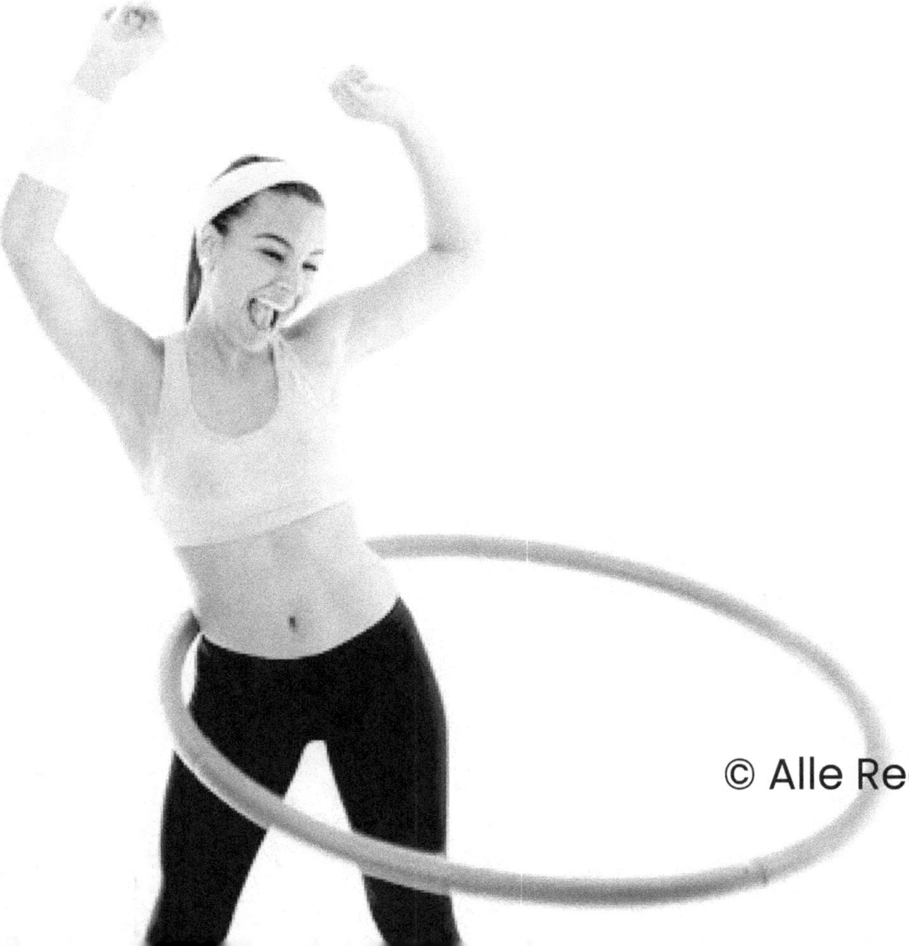

Diana Reif

1. Auflage
2020

Inhaltsverzeichnis

Vorwort

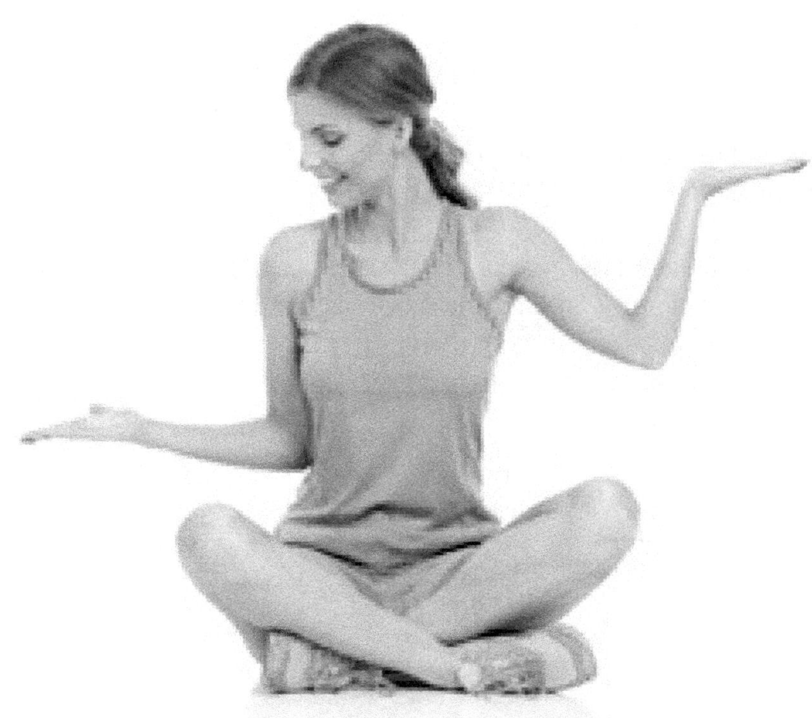

Hallo du! Ja, du, der du gerade dieses Vorwort liest.

Willst du fit werden?

Könnte deine Silhouette ein bisschen geformt werden?

Dein Bindegewebe könnte ein wenig straffer sein?

Und bist du bereit, ein bisschen über Ernährung nachzudenken?

Ich weiß, weder Fitness noch Ernährung sind Themen, mit denen man sich gerne beschäftigt. Sie haben immer so den Anschein, dass es etwas mit Zwang zu tun hat, keinen Spaß macht, langweilig ist. Gerade, wenn man abnehmen will, hat man es immer wieder mit strikten Vorschriften, Nahrungstabellen und anderem zu tun.

Wenn du darauf – genau wie ich – keine Lust hast, dann bist du in diesem Buch richtig.

Punkt eins: Fitness mit dem Hula Hoop macht Spaß. Man kann es allein machen oder in der Gruppe, zu Hause, im Garten oder im Park.

Punkt zwei: Der Hula-Hoop-Reifen braucht nicht so viel Platz wie etwa eine Hantelbank oder ein anderes Fitness-Folterinstrument.

Und Punkt drei: Auch das Thema Ernährung möchte ich dir ganz ohne Vorschriften näherbringen. Denn welchen Sinn macht es, eine neue Ernährungsform zu wählen, sofort 100 % durchzuziehen, um nach wenigen Wochen genervt aufzuhören, weil man einfach zu viel auf einmal beachten muss?

Nein, wir werden es gemeinsam langsam angehen.

Langsam, effektiv und nachhaltig.

Eine kurze Info am Rande:

Im Buch wird es immer wieder Links zu Videos geben, die dir Übungen uä. anschaulich erklären. Du kannst den Link entweder kopieren oder ganz einfach den QR-Code mit deinem Smartphone scannen, sodass du direkt zum Video gelangst.

Die Geschichte des Reifens

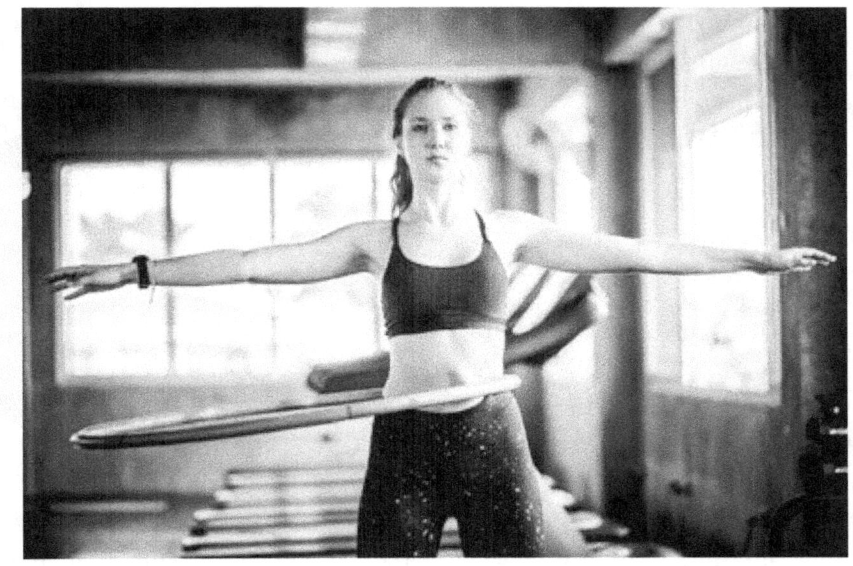

Wieso Reifen, ich dachte, wir reden vom Hula Hoop?
Das Ding hieß nicht immer Hula Hoop, dennoch ist der Reifen, ehemals aus Holz, schon seit Jahrtausenden ein beliebtes Spielzeug – und nicht nur Spielzeug, es war auch immer ein Instrument für Fitness und Geschicklichkeit.

Bereits 400 vor Christus wurde der Reifen als Fitnessgerät erwähnt. Hippokrates empfiehlt ihn in seiner Schrift über die Lebensführung den Reifen als die perfekte Möglichkeit, die Gesundheit von Menschen mit schwacher Konstitution zu fördern.

Ob man den Reifen auch damals schon um die Hüften kreisen ließ, kann ich dir jetzt nicht sagen, eine Anwendung jedoch ist geschichtlich belegt. Bei dem sogenannten Reifenlauf wird der Reifen mit der Hand oder einem Stock vor sich her getrieben, während man hinterherläuft. Wichtig dabei ist, dass der Reifen gerade bleibt und nur in die Richtung geht, in die der Treiber ihn haben will. Das hört sich einfacher an als es ist. Gerne kannst du das ja auch einmal ausprobieren.

Es ist auch noch eine weitere Übungsfunktion über die Jahrtausende belegt. Nicht nur in alten Zeiten, sondern auch heute noch wird der Reifen bei einigen Naturvölkern als Übung für die Jagd verwendet. Während einer den Reifen vor sich her treibt, versuchen die anderen, Speere, Pfeile oder Ähnliches durch den Reifen zu schießen.

In der westlichen Welt war das Spiel mit dem Holzreifen bei Jungen und Mädchen bis Ende des 19. Jahrhunderts sehr beliebt, danach jedoch verlor er sich im aufkommenden Spielwarenhandel.

Fast vergessen, wurde er in den fünfziger Jahren des 20. Jahrhunderts von einer amerikanischen Firma wiederentdeckt und in einer leichteren Form aus Plastik neu aufgelegt. Er wurde erneut zu einem Renner.

Doch der Reifen war nicht nur Spielgerät, er war auch immer Teil der olympischen Disziplinen.

Hula Hoop eine olympische Disziplin?

Nein, natürlich nicht der Hula Hoop, sondern der Reifen. In der rhythmischen Sportgymnastik wird der Reifen schon lange verwendet. Dort kreist man den Reifen nicht einfach um die Hüften, sondern macht viele, viele Übungen mit ihm. Reifen werfen, fangen, um Hals, Arme und Beine kreisen, hindurchspringen und vieles mehr. Wenn dich die olympische Disziplin interessiert, dann schau doch einmal das folgende Video an.

https://youtu.be/A6yT0wPWzRw

Oh je, das sieht aber sehr schwer aus.

Halt, halt, keine Sorge, wir machen ja nicht rhythmische Sportgymnastik, sondern Hula Hoop. Als besagte amerikanische Firma den Reifen neu auflegte, ersann sie auch eine neue Nutzungsart. Das Kreisen um die Hüften oder die Taille wurde schnell zum Spaß für die Massen. Bald nach seiner Einführung gab es die ersten Wettbewerbe, wer den Reifen am längsten drehen kann oder wie viele Reifen jemand kreisen lassen kann usw. Man entlehnte einige Übungen aus der rhythmischen Sportgymnastik und ersann neue Möglichkeiten, mit dem Reifen umzugehen.

Heutzutage gibt es diverse Disziplinen, etwa den freischwebenden Reifen, den Artisten verwenden, aber auch Disziplinen, die sich Hoopdance nennen. Dort wird einzeln oder in einer Gruppe eine größere Choreografie mit den Reifen vorgeführt.

https://youtu.be/nhsq1pMEW84

Aber das hört sich immer noch sehr kompliziert an!

Keine Sorge, wir werden die nächsten zehn Wochen gemeinsam lernen, mit dem Reifen umzugehen, also erst einmal, ihn kreisen zu lassen, und dann, damit diverse kleinere leichte Übungen zu machen. Wenn du dann Lust auf mehr hast, bin ich sicher, dass es für dich kein Problem sein wird, weitere Übungen zu finden.

Der Reifen und die schlanke Linie

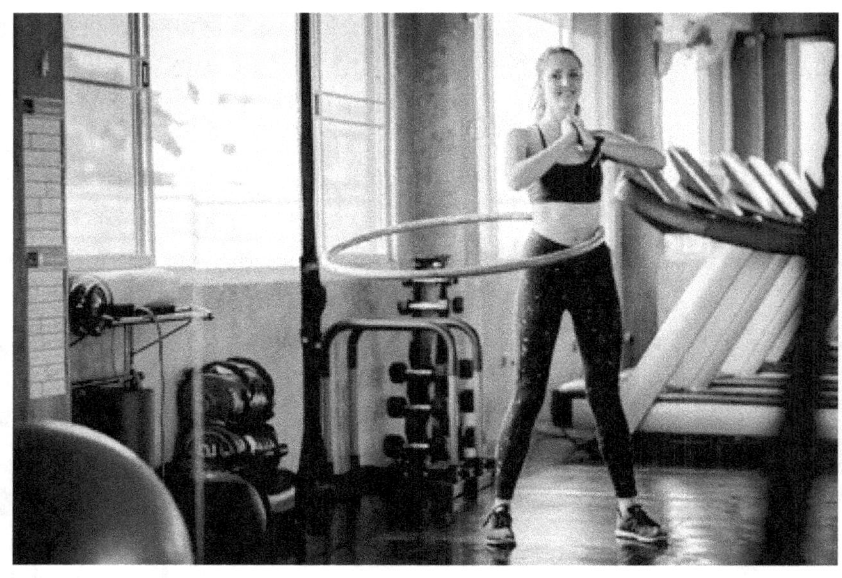

Was macht den Hula-Hoop-Reifen als Fitnessgerät so spannend?
Zuerst einmal ist er relativ schlank und kann so einfach hinter dem Schrank oder in einer Ecke verschwinden.

Wenn du einmal herausgefunden hast, wie es richtig geht, wirst du merken, dass die Übung entspannt und den Kopf frei macht.

Du kannst überall trainieren, wo du möchtest. Es ist kein Problem, den Reifen, den es auch in einer zerlegbaren Form gibt, mitzunehmen.

Ob allein oder mit Freunden, die Hula-Hoop-Reifen kreisen zu lassen, macht immer Spaß.

Wenn du nicht gerade die fortgeschrittenen Übungen machst, hast du in der Regel deine Hände frei und kannst nebenbei noch andere Sachen machen. Vokabeln lernen, Fernsehen, Musik oder Hörbücher hören. Da die Übungen die Durchblutung fördern und die Konzentration anregen, eignet sich eine Übungseinheit bzw. die Zeit danach sehr gut zum Lernen.

Und zu guter Letzt musst du nicht unbedingt viel Zeit für das Training einplanen. Fünf Minuten oder eine Stunde, jede Einheit trainiert und verbrennt Kalorien.

Die Vorteile auf einen Blick

- Wenig Platz wird benötigt
- Perfekt zum Abschalten und Runterkommen
- Erhöhte Konzentration nach jeder Übung
- Kurze Einheiten genügen

Und was ist jetzt mit der Ernährung?

Eigentlich weißt du doch, wie das mit dem Abnehmen funktioniert, oder?
Wenn du mehr Kalorien verbrennst, als du zu dir nimmst, nimmst du ab. Isst du genauso viel Kalorien, wie du verbrennst, hältst du dein Gewicht. Und wenn du mehr Kalorien zu dir nimmst, als du verbrennst... dreimal darfst du raten.

Was also hat Hula Hoop mit Ernährung zu tun?
Zuerst einmal verbrennt jede Trainingseinheit Kalorien.

Mit dem Training baust du Muskeln auf, die auch in Ruhe mehr Energie verbrauchen als Fettgewebe. Entsprechend erhöhst du deinen Umsatz und nimmst dadurch schneller ab.

Das Kreisen des Reifens massiert das Gewebe, und sorgt für eine gute Durchblutung. Dadurch kann der Körper das Fettgewebe besser abbauen.

Aber selbstverständlich setze ich nicht nur darauf, mit dem Hula-Hoop-Reifen-Training mehr Kalorien zu verbrauchen. Ich werde dir helfen, in den nächsten zehn Wochen deine Gewohnheiten ein bisschen zu ändern.

Ein bisschen?

Ja, um Gewicht nachhaltig und dauerhaft zu reduzieren, eignen sich Hauruckmethoden nicht. Vielmehr möchte ich dir helfen, deine Gewohnheiten in kleinen Portionen zu ändern, damit du einen Punkt erreichst, an dem du automatisch abnimmst, ohne dass es dir wie eine Diät vorkommt.

Wow, das hört sich toll an!

Na, wenn dir das gefällt, fangen wir doch einfach gleich an.

Das Zehn-Wochen-Fitness-Programm

Bevor wir starten, brauchst du natürlich zuerst einen Hula-Hoop-Reifen. Hast du dich schon einmal umgeschaut?

Oh ja, die Auswahl ist überwältigend.

Das ist wahr. Damit du den richtigen Reifen für dich wählen kannst, erkläre ich dir jetzt zunächst, worauf du achten solltest.

Es gibt Reifen, die sind eher für Choreografien und den Hoopdance gedacht, und es gibt Reifen, die eher für Fitness und Muskelaufbau geeignet sind. Da du Letzteres machen willst, solltest du dir einen solchen Reifen zulegen.

Wir brauchen einen großen, schweren Reifen.

Warum groß und schwer?

Ein schwerer Reifen hat ein größeres Trägheitsmoment und macht es dir somit einfacher, ihn kreisen zu lassen. Gleichzeitig benötigt man aber auch mehr Kraft.

Wenn man hingegen Choreografien mit dem Reifen einstudieren möchte, also längere Zeit mit einer Vielzahl von Bewegungen arbeitet, ist es besser, wenn man ein leichtes Modell wählt.

Die richtige Größe ist ebenfalls wichtig, denn diese trägt dazu bei, wie schnell du den Reifen unter Kontrolle bekommst.

Der Reifen sollte, wenn er auf dem Boden steht, bis zu deinem Bauchnabel reichen. Wenn du in ein Fachgeschäft gehst, ist es kein Problem, den Reifen einfach in die Hand zu nehmen und die Größe zu testen. Willst du deinen Reifen im Internet bestellen, etwa, weil es bei dir in der Nähe kein Fachgeschäft gibt, dann messe mit einem Zollstock oder Maßband die Entfernung deines Bauchnabels vom Boden. So kannst du auch im Internet die korrekte Größe für dich finden.

Aber was war denn nun mit dem Gewicht?

Ja, das mit dem Gewicht ist immer so eine Sache. Mindestens sollte der Reifen 1 kg haben. Das Gewicht geht in der Regel bis drei Kilo. Je nachdem, ob du später vielleicht von der Fitness auf Choreografien umschwenken willst oder nicht, solltest du deinen Reifen wählen. Zwar ist es in jedem Fall besser, zu Beginn einen schwereren Reifen zu nehmen, jedoch fällt dir die Umgewöhnung später einfacher, wenn du mit einem leichteren beginnst. Empfohlen wird, wie erwähnt, in der Regel ein Kilo.

> Wenn du deinen Reifen hast, dann starte mit Woche eins.

Meine Hula Hoop Reifen Empfehlung:

Schwer
Groß
Größen- und gewichtsverstellbar

https://amzn.to/3dgXKS7

Eine kurze Info am Rande bevor du startest:

Damit du deine 10-wöchige Challenge so richtig rockst und auch deine Erfolge dokumentieren kannst, findest du auf Amazon unter meinem Namen ein Hula Hoop Journal, das dich die 10 Wochen über an der Hand nimmt. Du kannst dabei unter anderem deine Trainingseinheiten, Erfolge, uvm. eintragen. Dies ist natürlich kein Muss, wird dir aber enorm helfen. Dadurch hast du auch den direkten Vorher-Nachher-Vergleich, falls du abnehmen möchtest.

Woche eins

Woche eins, du bist noch voller Motivation und hast so richtig Lust, loszulegen. Trotzdem noch eine Kleinigkeit vorweg, es ist noch kein Meister vom Himmel gefallen.

Aber auch, wenn das Üben wichtig ist, sollst du nicht übertreiben. Trainiere regelmäßig, aber nimm dir auch Pausen vor.

Mein Vorschlag: Du trainierst jeden zweiten Tag, also an Tag 1, 3, 5 und 7. Für Woche zwei ergäbe sich dann Tag 2, 4 und 6.

Natürlich kannst du das auch anders aufteilen, jedoch solltest du gerade zu Beginn nicht mehr als zwei Tage Pause dazwischen haben, da dir der Bewegungsablauf erst noch in Fleisch und Blut übergehen muss.

Wenn deine Muskeln erst einmal begriffen haben, was sie tun müssen, brauchst du nicht mehr viel darüber nachzudenken. Dann kannst du dir auch einmal eine längere Pause gönnen.

Das runde Ding und du

Auch wenn der Hula-Hoop-Reifen nicht viel Platz wegnimmt, benötigst du dennoch zum Training ein bisschen Platz. Du möchtest ja nicht deine Wohnung umdekorieren. Schau also nach einem Fleckchen, an welchem du beim Kreisen des Reifens nichts herunterschmeißen kannst.

Neben der Platzfrage ist auch die richtige Kleidung wichtig. Sie sollte eng anliegen, aber trotzdem bequem sein.

Und was ist mit meinem Schlabber-T-Shirt?

Das ist unpraktisch, da der Stoff den Reifen bremst und es somit schwerer wird, ihn am Kreisen zu halten. Willst du zudem den Massageeffekt des Hula-Hoop-Reifens richtig ausnutzen, ist es sogar am besten, wenn du bauchfreie Kleidung anziehst.

Aber auch, wenn du nicht bauchfrei ins Training gehst, solltest du deine Haut vor dem Training mit Ölen oder Bodylotion eincremen. Das schützt die Haut, denn gerade am Anfang, wenn du den Reifen noch nicht gewohnt bist, kann es immer zu kleineren Blessuren kommen. Außerdem, wenn du mit nackter Haut trainierst, gleitet der Reifen besser über die Haut.

Schmuck solltest du im Bauchbereich nicht tragen, auch lange Ketten können störend wirken. Hast du lange Haare, solltest du diese zusammenbinden, da auch sie sonst den Reifen bremsen können.

Für den Hula Hoop brauchst du einen festen Stand. Vor allem, wenn du noch nicht so geübt bist, kann es sinnvoll sein, wenn du Sportschuhe trägst, in denen du einen festen Halt hast. Aber selbstverständlich kannst du auch in Gymnastikschläppchen oder barfuß trainieren.

Ob du jetzt dabei deine Lieblingsmusik anmachst oder erst einmal im Stillen trainierst, um dich voll und ganz auf die Bewegung konzentrieren zu können, bleibt dir überlassen.

Nicht ohne Aufwärmen

Du wirst mit dem Hula-Hoop-Reifen sehr viele Muskelgruppen ansprechen. Auch wenn der Sport nicht sonderlich schwer oder gefährlich ist, kann man sich dennoch, wenn man sich nicht richtig aufwärmt, etwas zerren. Das wollen wir nicht, denn du sollst ja mit Spaß und Motivation lange am Ball bleiben (Oh, wir haben ja gar keinen Ball, sondern einen Reifen).

Ich habe dir einige Aufwärmübungen herausgesucht, von denen ich dir für jede Woche verschiedene zusammenstelle, damit es nicht langweilig wird. Selbstverständlich kannst du dir auch andere Aufwärmübungen suchen, lasse dich zum Beispiel von folgenden YouTube Videos inspirieren:

https://www.youtube.com/watch?v=BbswyaUcAtI

https://www.youtube.com/watch?v=4aViEPnFL-Y

Jetzt aber erst einmal auf der Stelle Marsch

Nein, das war keine Metapher, ich möchte tatsächlich, dass du auf der Stelle marschierst. Hebe dabei die Knie nach vorne so hoch, dass sie im rechten Winkel zur Hüfte stehen. Die Arme schwingen mit, am Ellbogen ebenfalls im rechten Winkel.

Du marschierst immer zwei Schritte vor und dann zwei Schritte zurück. Diese Sequenz ist eine Wiederholung. Pro Runde machst du **fünf Wiederholungen.**

Nun wollen wir eine Runde wippen

Beide Füße stehen fest auf dem Boden, dann kippst du vorsichtig auf die Fersen, sodass die Zehen sich vom Boden hochheben. Danach rollst du über den Mittelfuß auf den Fußballen, sodass sich die Ferse vom Boden hebt. Mache das ganze zehn Mal, ehe du zur nächsten Übung übergehst.

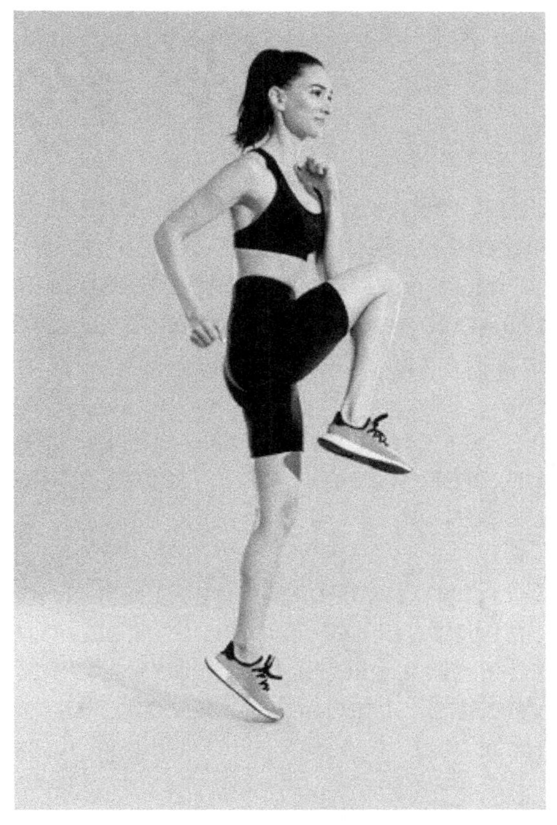

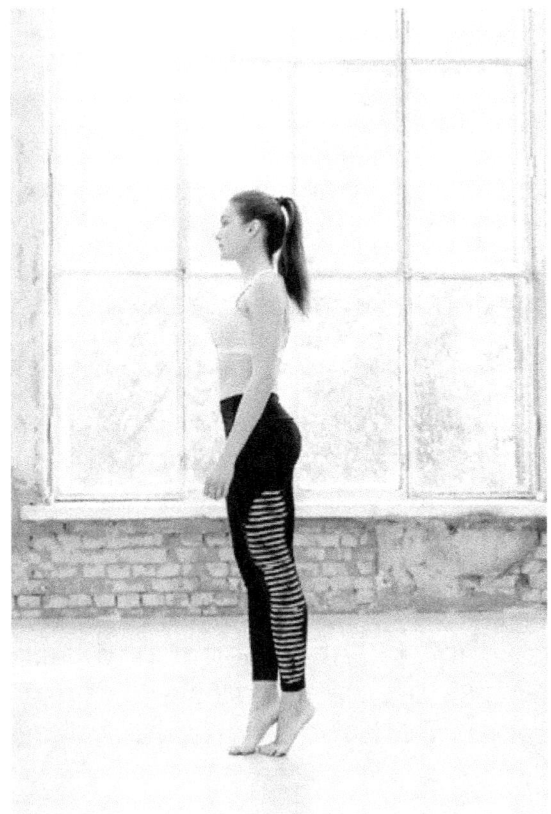

Nun kommt der wichtigste Körperteil für die nächsten Wochen

Stelle dich schulterbreit hin, die Hände in die Hüften. Fange dann langsam an, die Hüfte kreisen zu lassen. Achte dabei darauf, dass die Knie leicht gebeugt bleiben, und Kreise einmal nach links und dann nach rechts. Wiederhole dies zehn Mal.

Und ein bisschen schneller

Zuletzt produzierst du noch ein bisschen mehr Wärme, indem du auf der Stelle rennst. Versuche dabei, die Fersen so nahe wie möglich an dein Gesäß zu bringen. Mache das eine Minute lang.

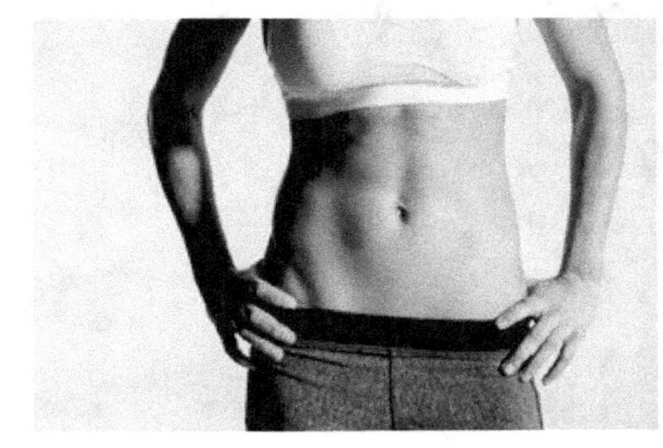

Das eigentliche Hulern

Jetzt geht es endlich los. Zuerst einmal benötigst du einen stabilen Stand. Dazu stellst du die Füße hüftbreit auseinander. Zu Beginn ist es einfacher, wenn ein Fuß etwas nach vorne gestellt wird. Möchtest du den Reifen linksherum drehen, stellst du den rechten Fuß nach vorne; möchtest du den Reifen hingegen rechtsherum drehen, stellst du den linken Fuß nach vorne.

Halte den Reifen locker mit beiden Händen auf Hüfthöhe, sodass er Kontakt zu deinem unteren Rücken hat. Dabei solltest du darauf achten, dass der Reifen parallel zum Boden ist.

Gib dem Reifen nun mit beiden Händen einen kräftigen Schwung nach rechts oder links, um ihn in Drehung zu versetzen. Bewege dabei deine Hüfte vor und zurück. Alternativ kannst du die Hüfte auch von rechts nach links bewegen, wie es dir am leichtesten fällt. Wichtig ist jedoch, dass die Hüfte selbst nicht kreist, sondern eine kippende Bewegung macht.

Probiere beide Richtungen aus. Du wirst feststellen, dass dir eine Richtung leichter fällt als die andere. Wenn du noch nicht viel Übung hast, kannst du erst einmal diese Richtung bevorzugen. Hast du jedoch den Bogen raus, solltest du selbstverständlich auch die andere Richtung immer einmal wieder ausprobieren, damit deine Muskeln gleichmäßig gefordert werden.

Deine Knie sind während der gesamten Bewegungseinheit leicht gebeugt und dein Rücken bleibt aufrecht. Damit deine Arme nicht im Weg sind, winkelst du sie leicht an und hältst sie während der gesamten Übung nach oben. Dadurch beanspruchst du auch gleich noch die Armmuskulatur.

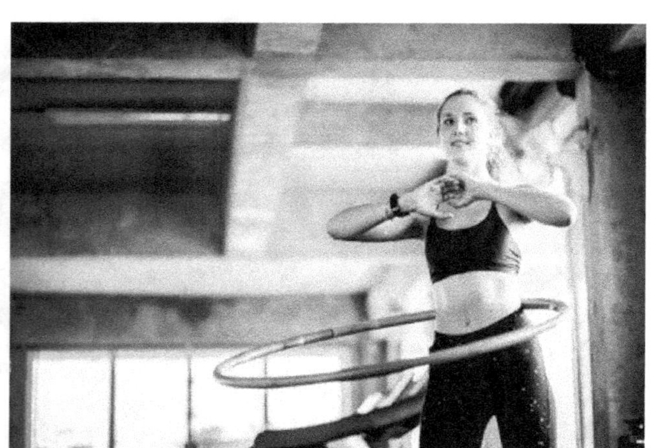

Gleichmäßig atmen

Achte während des Trainings auf deine Atmung. Versuche, gleichmäßig ein und auszuatmen und den Rhythmus in dein Training einzubinden.

Der Reifen rutscht leicht nach unten?

In diesem Fall versuche, ganz leicht in die Knie zu gehen. Mit ein bisschen Übung wandert er dann wieder in Richtung Oberkörper. Falls es am Anfang nicht klappt, störe dich nicht daran. Aller Anfang ist schwer, doch schon bald wirst du in der Lage sein, die Höhe des Reifens bewusst steuern zu können.

Beim zweiten oder dritten Mal, wenn du diese Übung machst, wirst du merken, wie viele Muskeln dabei beansprucht werden. Vor allem die typischen Problemzonen, Po, Beine und Bauch, werden gefordert. Freue dich darauf, wie sie schon bald sehr viel straffer werden.

Na, perfekt, dann mach ich doch gleich ein bisschen mehr.

Halt, halt, du entsinnst dich, was ich am Anfang gesagt habe? Du darfst nicht übertreiben. Gerade zu Beginn wird der Reifen die eine oder andere Blessur verursachen, da sich deine Haut erst daran gewöhnen muss. Deswegen sollten deine ersten Übungseinheiten mit dem Reifen nur 2 bis 5 Minuten dauern.

Zudem benötigt dein Körper Pausenzeiten, denn nur dann kann er Muskeln aufbauen. Und zu guter Letzt musst du auch erst einmal den korrekten Bewegungsablauf lernen. Lasse dir dabei Zeit, denn genauso wie eine Sprache oder ein Musikinstrument wirst du auch den Reifen nicht von jetzt auf gleich beherrschen können.

Damit du die Bewegung noch einmal vor Augen hast, habe ich dir zwei Videos herausgesucht, in denen der Bewegungsablauf für Anfänger deutlich gemacht wird:

https://youtu.be/rggEY9N2Kgg

Nach dem Training dehnen nicht vergessen

Regelmäßiges Dehnen verbessert deine Beweglichkeit, was dir wiederum beim Training zugutekommt. Muskelfasern werden gelockert, Verklebungen gelöst und die Durchblutung wird gefördert. Letzteres ist wichtig, wenn es darum geht, dass in deiner Trainingspause Muskulatur aufgebaut werden kann.

Deshalb also nach deinem Training die Dehnübungen nicht vergessen. Die folgenden Übungen machst du jeweils zwanzig bis vierzig Sekunden. Du gehst dabei langsam in die Dehnung, hältst diese und gehst dann langsam wieder aus der Dehnung heraus. Hier kommt es nicht auf Schnelligkeit an.

Während der Dehnung atmest du tief in den Bauch, was allgemein deiner Entspannung dient.

Starten wir mit dem Katzenbuckel.

Du hast doch bestimmt schon einmal gesehen, wie sich Katzen so richtig rund machen, während sie die Vorderpfoten weit nach vorn strecken. So etwas Ähnliches machst du jetzt auch.

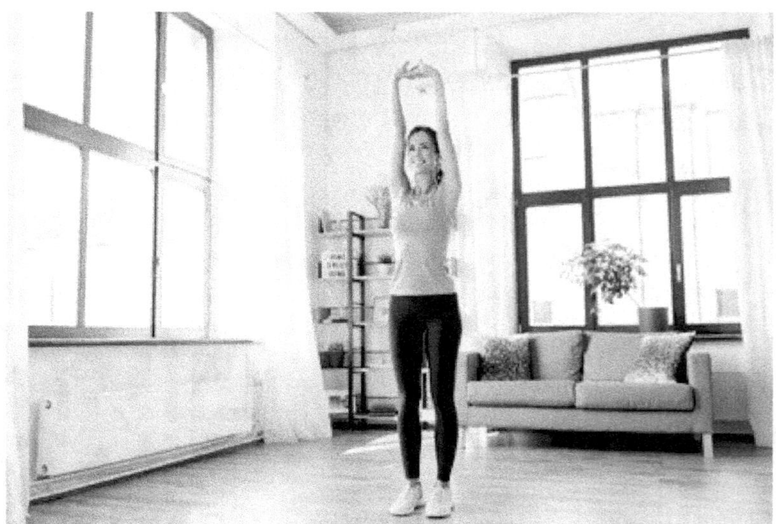

Stelle die Füße hüftbreit auseinander. Du beugst die Knie während der gesamten Übung leicht. Strecke deine Arme in Schulterhöhe nach vorne, falte die Hände und drehe die Handinnenfläche von dir weg. Mache den Rücken rund und schiebe dabei deine Arme aktiv nach vorn. Neige den Kopf und führe das Kinn zur Brust.

Seitliche Dehnung

Du kennst doch bestimmt die Rumpfbeugen aus dem Sportunterricht. Die machen wir jetzt, um die Seiten zu dehnen.

Stell dich aufrecht hin und strecke den rechten Arm nach oben. Knicke ihn leicht, sodass deine Hand über deiner Kopfmitte schwebt. Den linken Arm stemmst du in die Hüfte. Neige den Oberkörper nach links und versuche dabei, die rechte Hand so hoch wie möglich über deinen Kopf zu heben. Bist du mit der Dehnung fertig, machst du dasselbe natürlich auch in die andere Richtung.

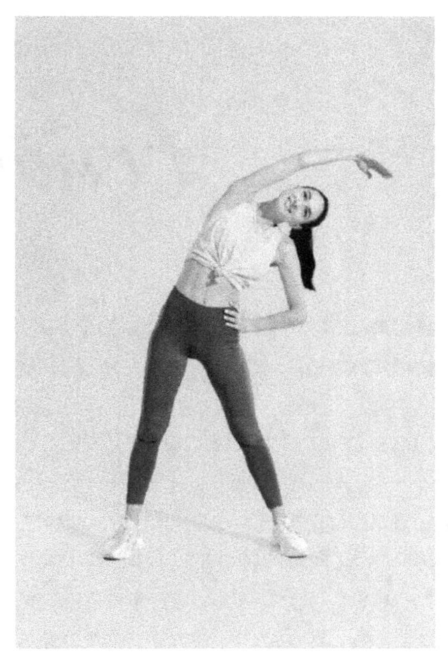

Die Streckbank

Die Bauchmuskulatur musste ganz schön schuften, also bekommt sie eine eigene Dehnungseinheit. Lege dich auf den Rücken und strecke Arme und Beine von dir. Stelle dir vor, du liegst in einer Streckbank, und versuche entsprechend, dich in die Länge zu ziehen.

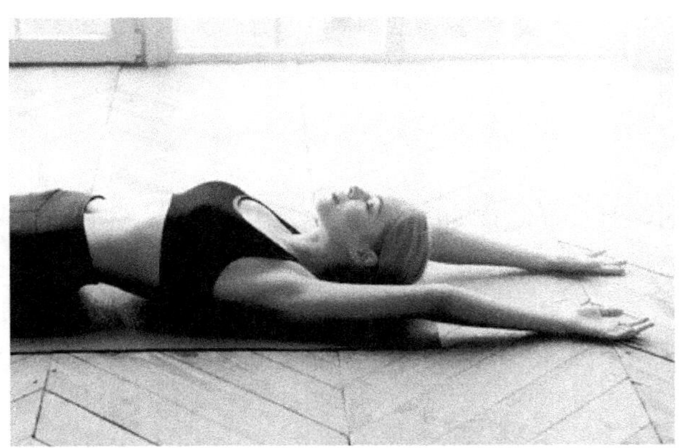

Woche 1 – Überblick/Checkliste

1. Aufwärmen
a) Marschieren
b) Wippen
c) Hüfte kreisen
d) Beschleunigtes Hüfte kreisen

2. Hula Hoop
a) 2-5 Minuten Hulern in beide Richtungen

3. Dehnen
a) Katzenbuckel
b) Seitliche Dehnung
c) Streckbank

Ernährung in Schritten

Abnehmen, so ein böses Wort und doch haben es viele im Hinterkopf. Abnehmen, loslassen, ich soll verzichten, mich einschränken.

Das macht keinen Spaß.

Genauso ist es. Aber du sollst ja Spaß haben mit dem Hula Hoop und dem Training. Den Spaß sollst du dir nicht vermiesen, indem du sagst, ich mache jetzt Diät. Lasse die Finger von all den Fitnessdrinks, die deine Mahlzeiten ersetzen sollen.

Iss lieber vernünftig.

Also Ernährung umstellen? Habe ich schon versucht ...

Und lass mich raten, du hast es nicht durchgehalten. Ernährungsumstellung ist schon der richtige Weg, aber ich kann dir auch sagen, warum es nicht geklappt hat.

Du wolltest alle Veränderungen auf einmal. Das volle Programm von null auf hundert. Wie auch beim Training mit dem Hula Hoop, oder bei irgendeinem anderen Sport, musst du erst einmal lernen, wie das geht. Beim Training fangen wir mit wenigen Minuten an, genauso solltest du auch eine Ernährungsumstellung angehen.

Hä, das versteh ich nicht.

Pass auf. Du suchst dir eine Ernährungsmethode, bei der du denkst, dass sie hilft, also zum Beispiel zuckerfrei oder Low Carb. Doch anstatt von null auf hundert zu gehen suchst du dir einen Punkt der Methode heraus und befolgst diesen eine Woche lang. Wie im Training wirst du dich an diese eine Änderung gewöhnen, und zwar einfacher und schneller, als wenn du gleich zehn Sachen verändert hättest.

Wenn diese eine Änderung zur Gewohnheit, also für dich zur Normalität geworden ist, dann nimmst du dir die nächste Änderung vor.

Hm, hört sich einfach an. Ich habe jetzt aber keine Lust, mich mit diversen Ernährungsarten zu beschäftigen.

Kein Problem, du kannst gerne meiner Anleitung folgen und so langsam zu einer gesunden Ernährung gelangen, die dir auch beim Thema Abnehmen hilft. Das geht dann zwar nicht so schnell wie bei den Crash-Diäten, aber es ist wissenschaftlich erwiesen, dass ein nachhaltiger Gewichtsverlust, also einen, den du dann auch lange halten kannst, bei maximal 0,5 bis 1 Kilo pro Monat liegt. Lieber langsam und dafür nachhaltig.

Wichtig in dieser ersten Woche ist, dass Muskeln Energie brauchen und vor allem Bausteine, damit sie aufgebaut werden können. Diese Bausteine beziehen Muskeln aus Proteinen. Wir fangen also an, den Gehalt der Proteine im Essen zu erhöhen. Wie wäre es morgens mit einem Frühstücksei? Auch Brotaufstrich aus Hummus hat viele Proteine, genauso wie Quark, Joghurt und die veganen Alternativen aus Soja, Lupinen und Linsen. Selbstverständlich fällt auch Fleisch jeglicher Art in die Kategorie der Proteine.

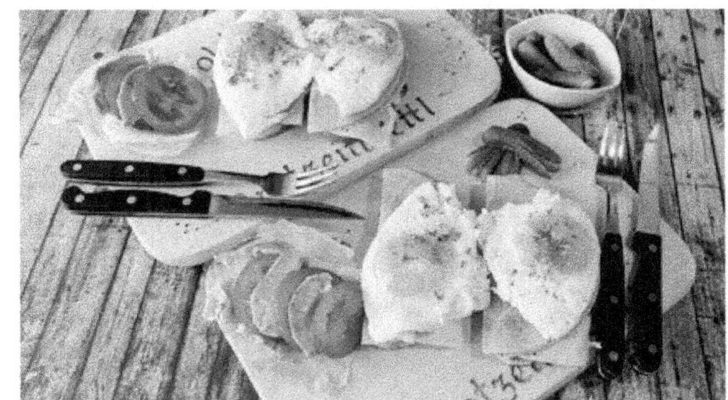

Ich möchte, dass du mindestens zweimal am Tag bewusst proteinreiche Nahrung zu dir nimmst. Neben dem Frühstücksei könntest du auch morgens Kräuterquark aufs Brot machen oder dein Müsli statt mit Milch mit Joghurt anrühren.

Mittags isst du ein Stück Fleisch oder Hülsenfrüchte jeglicher Art. Abends machst du dir ein Spiegelei und belegst dein Brot mit Schinken. Oder wie wäre es denn einmal mit einem schönen Thunfischsalat mit Erbsen und Möhren. Eine wahre Proteinbombe.

Also, dein erster Schritt besteht darin, mindestens zweimal am Tag Proteine zu dir zu nehmen. Aber nicht schummeln, keine Proteinshakes, die sind nur teuer und schmecken meist nicht so toll. Natürlich sind sie schnell gemacht, gleichzeitig haben diese Shakes aber viele künstliche Inhaltsstoffe. Bleibe da lieber bei natürlicher Nahrung.

Woche 1 – Ernährung auf einen Blick

- Schrittweise Veränderungen
- Proteine!
- Frühstücksideen: Ei, Hummus, Quark, Joghurt
- Mittagessen: Fleisch, Hülsenfrüchte
- Abendessen: Spiegelei, Schinken,Thunfischsalat

Woche zwei

Na, wie war die erste Woche?

Und klappt es mit dem Hulern?

Wenn nicht, ist das kein Beinbruch. Der Bewegungsablauf sieht einfacher aus als er ist. Und du musst Muskeln bewegen, die bisher nicht ganz so in Anspruch genommen wurden. Mit Übung wirst du es hinbekommen.

Denke daran, nicht die Länge der Übungseinheit macht den Erfolg aus, am Anfang reichen zwei bis fünf Minuten, sondern die Regelmäßigkeit.

Ich hatte dir ja in der ersten Woche schon einen kleinen Plan gemacht, nach dem du jeden zweiten Tag trainierst. Aber auch an diesen Trainingstagen kannst du mit Pause ruhig mehrmals am Tag üben. Zum Beispiel morgens, um wach zu werden, vielleicht eine kleine Runde in der Mittagspause und dann noch einmal abends vor dem Fernseher. Das wären drei mal fünf Minuten und damit schon 15 Minuten.

Ob du bereits in der Lage bist, den Reifen die ganze Zeit oben zu halten oder nicht, ist dabei egal. Wichtig ist, ihn aufzuheben und weiterzumachen. Dein Körper wird sich an die Bewegung gewöhnen, deine Muskeln werden sie verinnerlichen und schon bald wirst du, ohne viel darüber nachzudenken, die Bewegungen beherrschen.

Bei den meisten dauert es zehn bis vierzehn Trainingstage, bis die Bewegung sitzt und der Reifen längere Zeit gehalten werden kann.

Freue dich über jeden Fortschritt, den du machst, feiere deine Erfolge und du wirst sehen, wie es dir noch mehr Spaß macht, an dir zu arbeiten. Mit jedem Erfolg, den du aktiv feierst, machst du deinem Unterbewusstsein klar, dass du eine positive Lebenseinstellung hast – und das wirkt sich auch auf andere Bereiche des Lebens aus. Nun aber auf zum Training für diese Woche.

Übung macht den Meister

Damit es nicht langweilig wird, möchte ich diese Woche die Übungen für dich ein wenig variieren. Ich habe neue Aufwärmübungen und Dehnübungen herausgesucht. Du kannst aber selbstverständlich auch die in Woche eins verlinkten Videos nehmen und eigene Aufwärm- und Dehnungseinheiten nutzen. Wichtig ist jedoch, niemals ohne Aufwärmen in eine Trainingseinheit hineinzugehen sowie diese stets mit Dehnübungen zu beenden, um zum einen deine Muskeln vor Verletzungen zu schützen, aber auch, um Verklebungen zu lösen, die das optimale Muskelwachstum behindern könnten.

Vergiss auch nicht, deine Haut zu pflegen. Körperöl oder Bodylotion pflegen nicht nur, sondern verhindern auch größere Blessuren und lassen den Reifen besser gleiten. Wenn sich deine Haut an den Reifen gewöhnt hat, wirst du keine Probleme mehr damit haben, aber bis dahin heißt es pflegen, pflegen, pflegen.

Aufwärmen

Hier gibt es wieder vier Aufwärmübungen. Wenn du mehr oder andere Übungen möchtest, sind hier noch einmal die Links zu den Aufwärmübungen aus Woche eins:

https://www.youtube.com/watch?v=BbswyaUcAtI

https://www.youtube.com/watch?v=4aViEPnFL-Y

Der Ausfallschritt

Deine Hände kommen in die Hüften. Stelle dich zunächst aufrecht hin, die Füße stehen beieinander. Gehe dann mit dem rechten Bein einen großen Schritt nach vorne, sodass dein Knie einen 90° Winkel bildet. Das Sprunggelenk sollte sich dabei direkt unter dem Knie befinden. Das linke Bein wird gesenkt, sodass das Knie gestreckt über dem Boden schwebt, während der Fuß seine Position nicht verlässt.

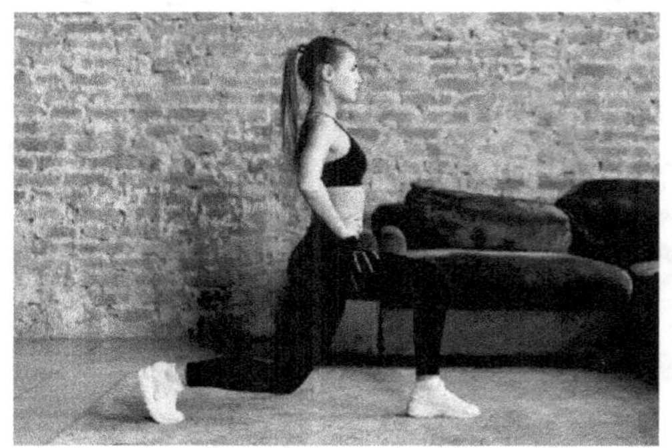

Gehe dann zurück in den aufrechten Stand und wiederhole den ganzen Bewegungsablauf mit dem linken Bein. Wiederhole das ganze zehn Mal.

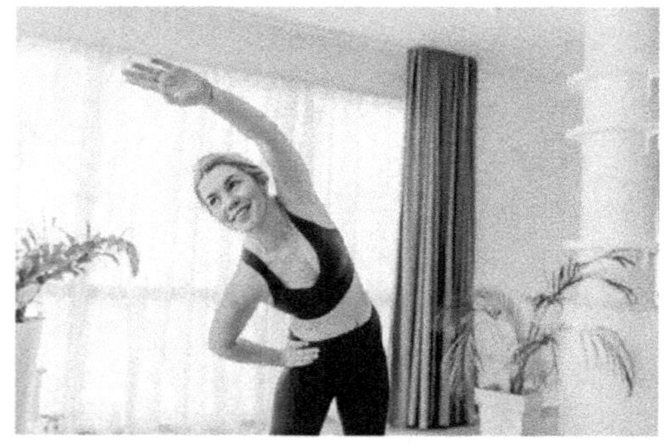

Zur Seite beugen

Du stellst die Füße hüftbreit auseinander. Strecke den rechten Arm nach oben und beuge dich nach links. Achte dabei darauf, dass du dich nicht nach vorn oder hinten beugst, sondern wirklich nur zur Seite. Gehe wieder in die aufrechte Position und führe die Bewegung zur anderen Seite durch. Wiederhole den Bewegungsablauf fünf Mal.

Kreise die Knie

Du stellst deine Füße eng beisammen und drückst die Knie aneinander. Lege die Hände auf die Knie und kreise mit ihnen zehn Mal rechtsherum und zehn Mal linksherum.

Und zu guter Letzt unser wichtigstes Trainingsinstrument

Ja, diese Übung ist eine Wiederholung, aber da du noch am Anfang stehst, dachte ich mir, es ist sinnvoll, die Hüfte auch dieses Mal extra aufzuwärmen. Also schulterbreit hinstellen, Hände in die Hüften und gleichmäßig mit der Hüfte kreisen, rechtsherum und linksherum. Denke daran, dass die Knie leicht gebeugt bleiben.

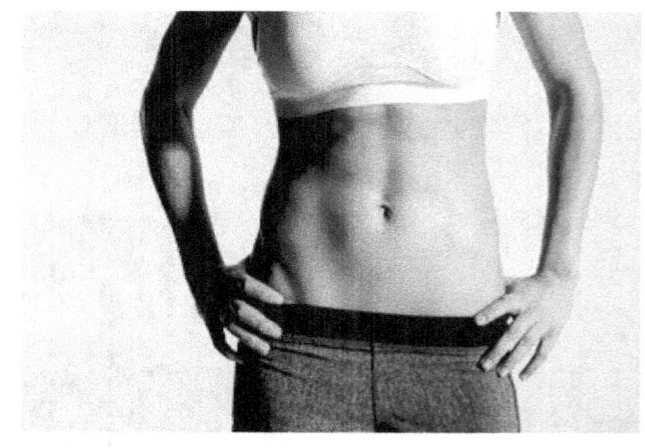

Zweite Basisübung mit dem Hula Hoop

Du hast ja die Grundübung verstanden und auch schon deine ersten Runden gedreht. Hast du auch daran gedacht, beide Drehrichtungen auszuprobieren?

Wenn nicht, nun musst du.

Ich möchte, dass du ab dieser Woche pro Trainingseinheit mindestens zwei Minuten den Reifen im Uhrzeigersinn drehst und zwei Minuten gegen den Uhrzeigersinn.

Du kannst natürlich auch gerne länger trainieren, schaue aber, dass die Zeiten zwischen den Richtungen ausgeglichen sind.

Warum?

Ich hatte dir ja schon erklärt, dass es wichtig ist, die Muskeln gleichmäßig zu belasten. Gehst du immer nur in eine Richtung, funktioniert das nicht. Im Gegenteil, du riskierst über längere Sicht Haltungsschäden und das willst du nicht, genauso wenig wie ich. Nach jeder Trainingseinheit kommt was?

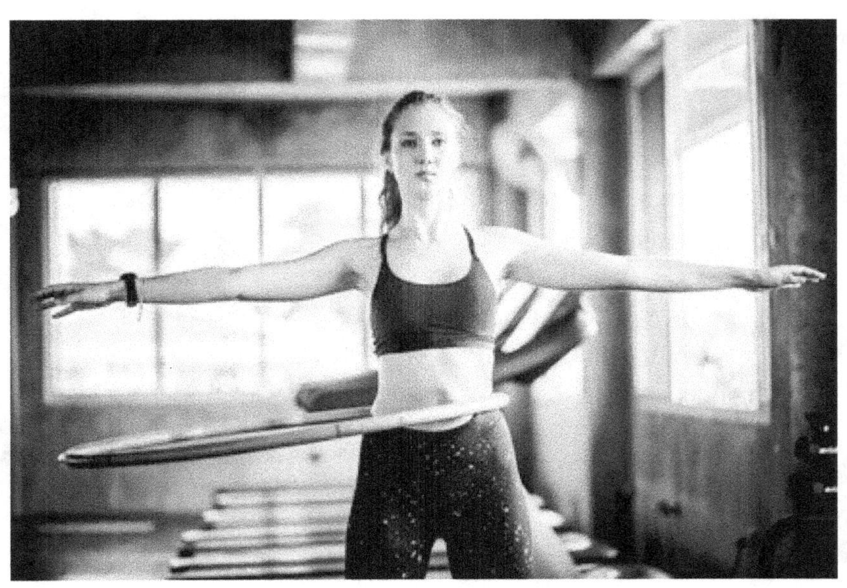

Die Dehnung

Auch hier einmal ein paar andere Übungen als letzte Woche. Wenn du für dich noch einmal weitere Übungen ausprobieren möchtest, habe ich dir erneut die Videos aus Woche eins verlinkt, mit denen du weitere Dehnübungen machen kannst. Vergiss nicht, jede Dehnung fünf bis zehn Sekunden zu halten.

5-Minuten-Dehnungsübungen: https://youtu.be/Q6DOnqC_K4U

Hier noch einmal eine längere Dehnungsphase: https://youtu.be/rIqZ93i2r3E

Hüfte dehnen

Du setzt dich auf den Boden und legst die Fußsohlen vor dir aneinander. Die Knie sind dabei nach außen gerichtet. Greife nun mit den Händen nach den Füßen und lehne den Oberkörper nach vorn, die Wirbelsäule bleibt dabei gerade.

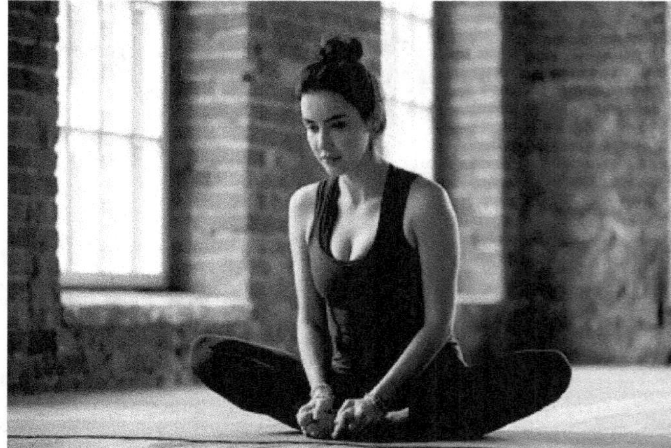

Der Rücken ist dran

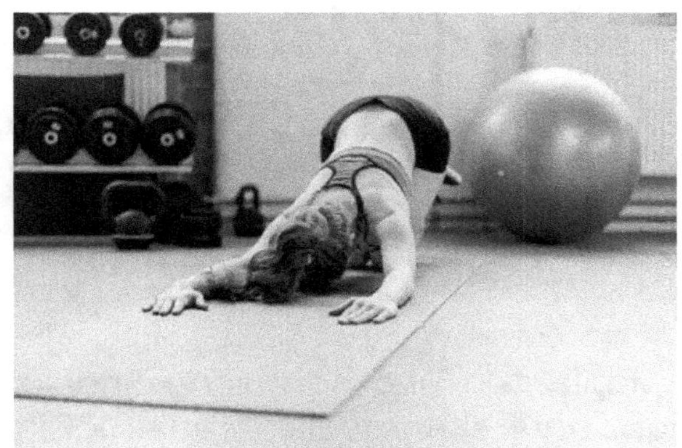

Knie dich auf den Boden und gehe in den Vierfüßler-Stand. Hände und Unterarme liegen auf dem Boden, der Rücken ist gerade und die Nasenspitze zeigt nach unten. Dein Gesäß bewegt sich nun in Richtung Fersen, während du deine Arme so weit wie möglich nach vorn streckst. Die Unterarme bleiben dabei immer auf dem Boden.

Und die Schenkel

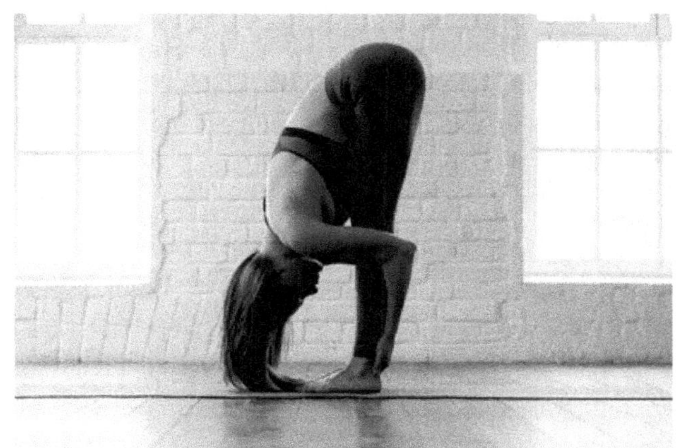

Stell dich nun hin. Die Füße stehen schulterbreit auseinander. Strecke die Arme weit über den Kopf, dann beuge dich nach vorn. Die Arme beschreiben einen Kreis und bewegen sich dann Richtung Füße. Am besten ist es, wenn die Fingerspitzen die Füße berühren, aber falls das noch nicht gelingt, dann versuche wenigstens, so nahe wie möglich an die Füße heranzukommen.

Woche 2 – Überblick/Checkliste

1. Aufwärmen
a) Ausfallschritt
b) Knie kreisen
c) Hüfte kreisen

2. Hula Hoop
a) Hulern in beide Richtungen (mind. 2 Minuten in jede Richtung)

3. Dehnen
a) Hüfte dehnen
b) Rücken dehnen
c) Schenkel dehnen

Drei oder mehr Mahlzeiten

Na, wie bist du damit zurechtgekommen, zweimal am Tag mehr Proteine zu dir zu nehmen?

Bist du bereit für den nächsten Schritt?

Wie oft am Tag isst du? Damit meine ich alle Mahlzeiten und sämtliche Snacks zwischendurch. Die meisten essen neben drei Hauptmahlzeiten noch unregelmäßig zwischendrin, und genau da liegt der Hase im Pfeffer begraben, wie man so schön sagt.

Es gibt mehr als eine Theorie da draußen, wie man die Mahlzeiten aufteilen soll. Die einen sagen fünf Mahlzeiten, wobei zwei davon eher kleinere Snacks sein sollen, andere plädieren für nur drei Mahlzeiten und nichts zwischendurch, wieder andere predigen das Intervallfasten, wobei man während einer kürzeren oder längeren Phase am Tag nichts isst.

Am einfachsten wird dir eine Verteilung des Essens über den Tag liegen, die mit deinen jetzigen Gewohnheiten korrespondiert. Nimmst du drei Hauptmahlzeiten zu dir und stopfst ansonsten nur Unsinn in dich hinein, ohne darüber nachzudenken oder ein Hungergefühl zu verspüren, dann versuche doch einmal, dich auf vier oder fünf Mahlzeiten einzupendeln. Das bedeutet, dass du dir feste Essenszeiten vornimmst und zu diesen isst, und nur zu diesen. Dabei verteilst du auf diese fünf Mahlzeiten drei etwas größere Mahlzeiten und zwei Snacks.

Das könnte so aussehen, dass du nach dem Aufstehen um, sagen wir, sieben Uhr einen Kaffee trinkst und dabei eine Kleinigkeit isst, etwa ein paar Nüsse oder Quark mit frischen Früchten. Um neun Uhr, in deiner Frühstückspause, isst du dann richtig, etwa ein belegtes Brot oder ein Brötchen, dazu ein Ei, Quark oder auch einen Joghurt. Mittags machst du ganz normal deine Mittagspause mit einem normalen Essen, wenn möglich wieder mit Proteinanteil. Nachmittags zum Kaffee gibt es wieder etwas Kleines, einen Joghurt, Früchtequark oder Nüsse. Wenn es Kuchen sein soll, dann nur ein kleines Stück und möglichst mit wenig Zucker. Und dann gibt es abends wieder eine größere Mahlzeit. Wenn du mittags nicht warm gegessen hast, solltest du es abends tun. Warmes Essen tut dem Körper gut und sollte entsprechend einmal am Tag auf dem Plan stehen.

Das Abendessen sollte mindestens eine Stunde, besser zwei, vor dem Schlafengehen erfolgen, da man mit vollem Bauch schlechter schläft.

Die Energie des Körpers wird dann in die Verdauung gesteckt und nicht in die Regeneration und Erholung. Also, wenn du unkontrolliert isst, dann ist das von nun an dein Plan. Fünf Mahlzeiten und nichts mehr zwischendurch und schon gar nicht Unsinn vor dem Fernseher.

Bist du eher ein Mensch, der schon bei den fünf Mahlzeiten angelangt ist, dann setze noch eine Schippe drauf und verringere die Zahl der Mahlzeiten um ein oder zwei, sodass du bei drei oder vier Mahlzeiten landest, natürlich ohne die Größe der Portionen zu erhöhen. Du willst ja am Ende abnehmen und diese einfachen kleinen Schritte sollen dir dabei helfen.

Bist du, so wie ich, eher ein Mensch, der morgens nichts herunterbringt und seine erste Mahlzeit erst so gegen 11 Uhr oder 12 Uhr isst, dann solltest du schauen, was du bis zum Abend alles zu dir nimmst. Versuchst du dennoch, drei, vier oder mehr Mahlzeiten unterzubringen? Das wäre natürlich blöd.

Wenn du um 12 Uhr das Erste zu dir nimmst, schlage ich vor, um diese Zeit etwas Größeres zu essen, mit einer extra Portion Proteine versteht sich. Dann kannst du gegen 16 Uhr einen Snack zu dir nehmen, Nüsse, Quark mit Früchten, Joghurt, Obst oder ein kleines Stück Kuchen mit wenig Zucker. Und dann isst du mindestens eine, besser zwei Stunden vor dem Schlafengehen deine Abendmahlzeit.

Wichtig ist immer, egal, welcher Typ du bist und welchen Schritt du machst, dass du nichts zwischendrin isst. Dummerweise bekommt man das manchmal gar nicht mit, was man so in sich hineinfuttert. Um sicherzugehen, dass du nicht doch naschst, ohne darüber nachzudenken, schlage ich vor, dein Essen aufzuschreiben oder im Handy zu tracken. So bekommst du eine Übersicht, was alles den Tag über den Weg in deinen Magen findet. Die meisten der Handy-Apps labern irgendetwas von Kalorien. Das ignorierst du erst einmal, dir geht es jetzt in diesem Schritt nur darum, deine Zeiten einzuhalten und nicht zwischendrin zu essen. Und ja, auch das kleine Stückchen Schokolade zählt, das du dir zwischendrin einmal gönnst. Warum naschst du es denn nicht zum Kaffee am Nachmittag? Schokolade ohne ein schönes warmes Getränk ist doch nur halb so gut.

Und nun übe deine neuen Essenszeiten ein und vergiss die zwei Proteinmahlzeiten am Tag nicht.

Woche 2 – Ernährung auf einen Blick
- Feste Essenszeiten
- Keine Zwischenmahlzeiten
- Abendessen mindestens 1-2 Stunden vor dem Schlafengehen

Woche drei

Na, wie läuft es? Siehst du schon Fortschritte?

Eigentlich solltest du die Bewegung nun drauf haben und den Reifen in eine Richtung gut und in die andere zumindest einigermaßen bewegen können.

Wenn es trotz aller Übung immer noch nicht funktioniert, dann habe ich hier eine Liste möglicher Fehlerpunkte zusammengestellt.

● **Die Bewegung**

Denke immer an die richtige Bewegung. Du kippst das Becken immer nur entweder vor und zurück oder von rechts nach links, je nachdem, was dir leichter fällt. Wenn du genug Übung hast, kannst du auch dies variieren. Aber egal, welche Richtung du nutzt, verfalle nicht in ein Kreisen, dann funktioniert es nicht. Auch ist die Kippbewegung eher eine kleine Bewegung, keine große. Also nicht übertrieben kippen, sondern eher eine sanfte kurze Bewegung daraus machen.

● **Die Richtung**

Ich habe dir schon öfter gesagt, dass es eine Richtung gibt, die dir eher liegt, und eine, die dir Schwierigkeiten bereitet. Wenn du also noch Probleme hast, übe vorrangig die Richtung, die dir leichter fällt, bis der Bewegungsablauf wirklich richtig sitzt, und dann fange an, die andere Richtung einzustreuen.

● **Startschwung**

Ein weiterer, recht häufiger Fehler ist der fehlende Schwung zu Beginn. Hat dein Reifen nicht von Anfang an eine gewisse Bewegungsenergie, fällt es dir schwer, ihn so zu beschleunigen, dass er sich halten kann. Versuche einmal, ihm noch mehr Schwung beim Start zu geben.

- ## Verkrampft

Es ist auch möglich, dass du zu viel über die Bewegung nachdenkst und dich somit verkrampfst. Die Bewegung muss locker sein. Wie beim Tanzen richtet sich dein Becken nach dem Rhythmus des Reifens. Es kann in diesem Fall hilfreich sein, mit Musik zu hulern.

- ## Blaue Flecken

Blaue Flecken und Blessuren sind zu Beginn normal. Ich weiß, das kann weh tun, aber wenn sich deine Haut erst einmal daran gewöhnt hat, wird es nicht mehr stören und die blauen Flecken gehen auch wieder weg. Vergiss nicht, dich mit Körperöl oder Bodylotion zu pflegen.

- ## Wenn gar nichts funktioniert

Ja, es gibt auch noch eine Notlösung für die ganz schweren Fälle: der Smart Hub. Dieser Reifen liegt enger an der Taille und kann somit nicht herunterfallen. Das Training ist genauso intensiv, nur muss man nicht mehr die Angst haben, den Reifen vom Boden klauben zu müssen, wenn er herunterfällt. Es macht also nicht so viel aus, wenn man die Bewegung zu langsam macht und dem Reifen nicht den richtigen Schwung geben kann. Der Smart Hub wurde entwickelt für Menschen, die in ihrer Beweglichkeit eingeschränkt sind, die bisher kaum Sport gemacht haben, aber auch für Frauen nach der Schwangerschaft, wo das Gewebe noch nicht wieder so beweglich ist.

Einen geeigneten Smart Hub findest du hier:
https://amzn.to/3rkwzu2

Um dir eine Motivation zu geben, durchzuhalten, bis du es geschafft hast, hier ein kleiner Hinweis: Regelmäßiges Training ist nicht nur gut, um Fett zu verlieren, durch die Massage, die der Reifen auf das Gewebe ausübt, wird die Durchblutung gefördert, das Gewebe wird straffer und irgendwann kommt der Tag, an dem dir deine alte Lieblingshose endlich wieder passt.

Ein bisschen Abwechslung gefällig?

Du hast die Übungen der letzten beiden Wochen gemeistert? Na, dann bringen wir doch einmal ein bisschen Abwechslung in das Hula Hoop-Training. Aber zuerst ...

Aufwärmen

Vor und zurück

Lass uns eine Runde die Beine schwingen. Stelle dich auf das linke Bein und schwinge das rechte langsam vor und zurück. Der rechte Arm schwingt bei der Bewegung mit. Versuche ruhig, hoch zu schwingen, soweit es geht. Schwinge zehn Mal und dann wechsle das Bein.

Rechts und Links

Und du schwingst weiter, aber diesmal nicht vor und zurück, sondern nach rechts und links. Du stehst wieder auf dem linken Bein, während du das rechte Bein erst so weit wie möglich nach rechts schwingst und dann vor dem Körper nach links führst. Die Hände sind dabei in den Hüften, sofern du dich bei der Übung nicht abstützen musst. Schwinge auch hier wieder zehn Mal, ehe du das Bein wechselst.

Kopf-Halbkreis

Stelle dich gerade hin. Lege den Kopf zur rechten Seite, als würdest du versuchen, mit dem Ohr die Schulter zu berühren. Dann bewege den Kopf langsam nach vorn. In der Körpermitte sollten deine Augen zu den Füßen schauen, dann weiter zur linken Seite. Auch dort sollte der Kopf auf der Schulter liegen und du versuchst, mit dem Ohr die Schulter zu berühren. Und wieder zurück.

Denke daran, das ist ein Halbkreis. Du kippst den Kopf nicht nach hinten.

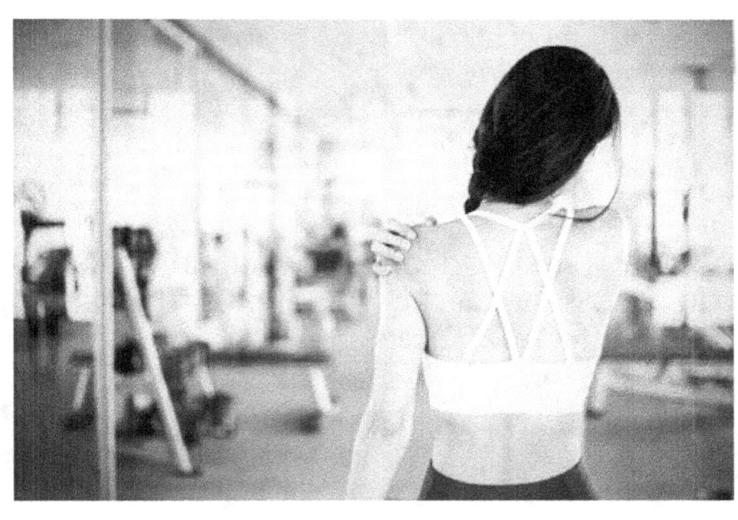

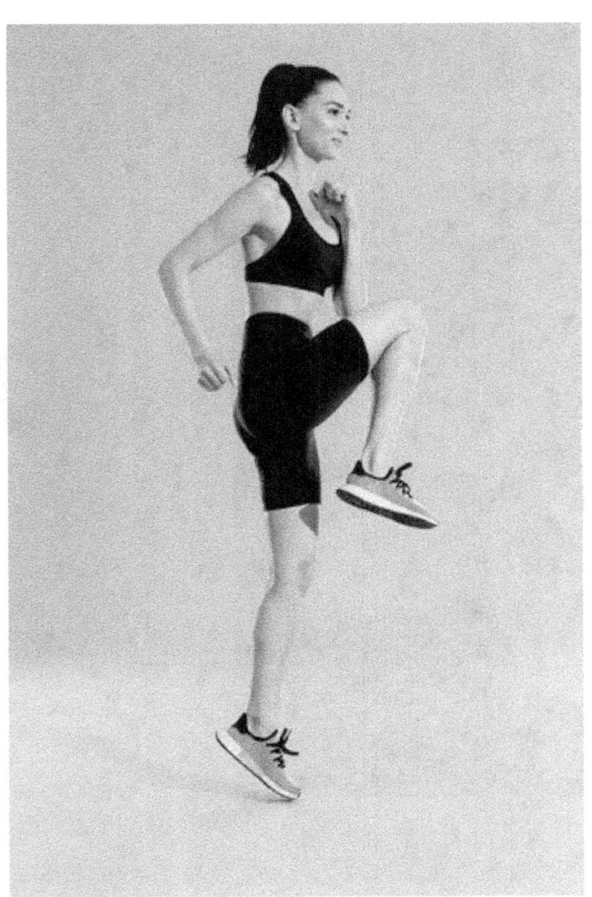

Aktion

Und zu guter Letzt sollst du dir noch einmal so richtig einheizen. Renne im Stand mindestens eine Minute.

Die Arme machen mit

Fange erst einmal ganz normal an, zu hulern. Starte in deine einfache Richtung, damit du erst einmal die Koordination der Bewegungen lernen kannst. Hast du es drauf, Arme und Hüfte zu koordinieren, erhöhe den Schwierigkeitsgrad, indem du in die andere Richtung hulerst.

Aber jetzt starten wir erst einmal mit der Übung.

Halte die Arme ausgestreckt zur Seite, auf Höhe der Schulter. Die Handflächen zeigen nach unten. Fange dann langsam an, die Arme zu kreisen, fünfzehn Mal vor und fünfzehn Mal zurück. Mache zu Anfang kleinere Kreise, das ist leichter. Wenn du die Koordination drauf hast und den Schwierigkeitsgrad erhöhen willst, lasse die Kreise größer werden.

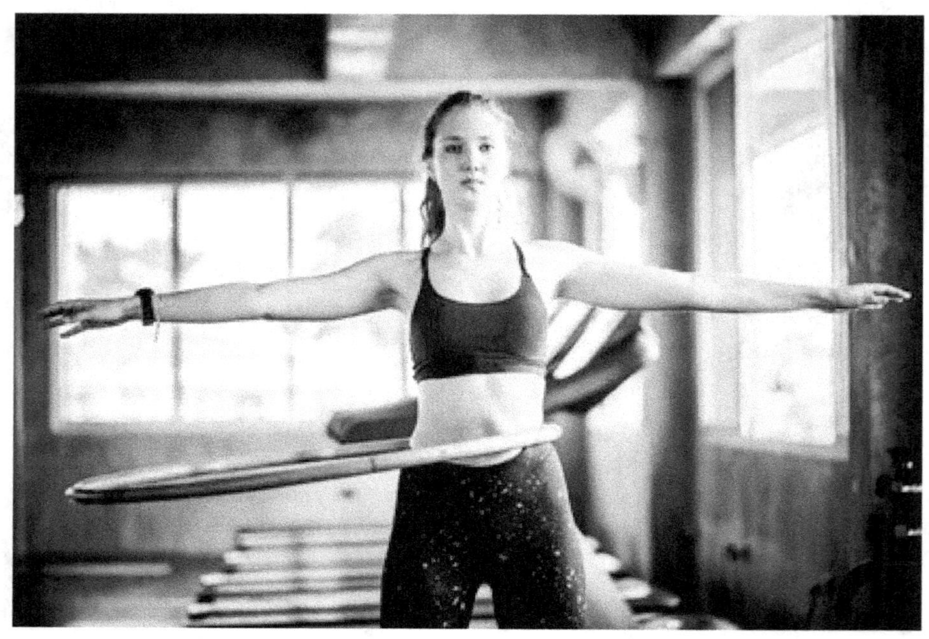

Und niemals vergessen, dehnen.

Denke daran, die Dehnung immer fünf bis zehn Sekunden zu halten.

Schultern dehnen

Stelle dich gerade hin und strecke den rechten Arm nach vorne aus, sodass er waagerecht zum Boden ist. Fasse nun mit der linken Hand von unten an den Ellbogen und ziehe den ausgestreckten Arm an dich heran. Dabei soll der Arm waagerecht zum Boden bleiben. Richtig heranziehen, einen Moment halten und dann ist der linke Arm dran.

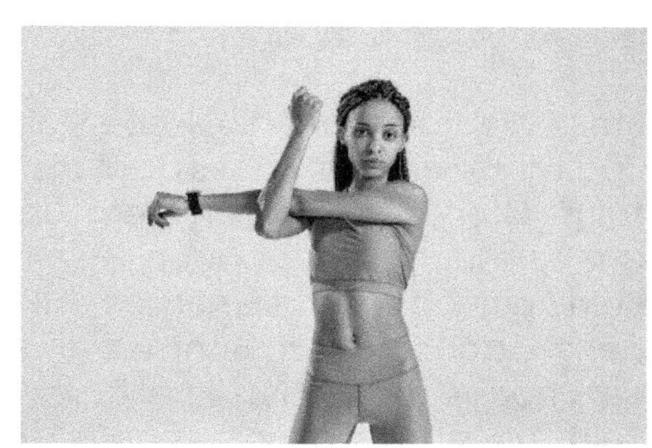

Der untere Rücken

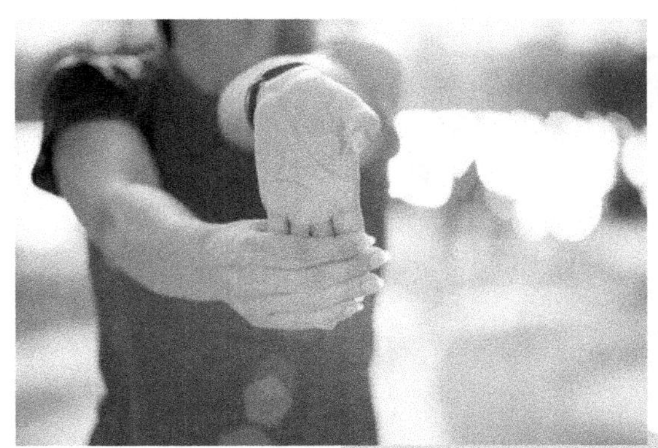

Setz dich auf den Boden, die Beine liegen nach vorn ausgestreckt auf, die Füße sind zusammen. Ziehe die Zehenspitzen zum Körper. Strecke die Arme nach vorn und beuge dann langsam den Oberkörper nach vorn, als ob du dich mit den Armen in Richtung Füße ziehen würdest. Wenn du die Spannung spürst, halte ein, ehe du langsam wieder in die Ausgangsposition gehst.

Und nun die Arme

Stelle dich wieder hin. Strecke den rechten Arm nach vorn, und zwar mit der Handfläche nach oben. Mit der linken Hand fasst du an die Finger der rechten Hand und ziehst diese nach unten, während du gleichzeitig den Arm so weit wie möglich nach vorne streckst.
Halte für einen Moment und wechsle dann die Hand.

Dehne den Po

Ja, auch am Po hast du Muskeln, die entweder straff oder fest sein können. Auch die trainierst du mit deinem Hulern und entsprechend wollen wir sie dehnen.

Stelle dich aufrecht hin. Hebe das rechte Bein und winkle es so an, dass das Knie nach außen zeigt. Greife dann nach dem Unterschenkel. Um Spannung aufzubauen, ziehst du nun das Bein noch oben. Vorsichtig, es soll ein bisschen ziehen, aber nicht zu Schmerzen führen. Halte den höchstmöglichen Punkt, dann setze das Bein langsam ab und mache dasselbe mit dem linken Bein.

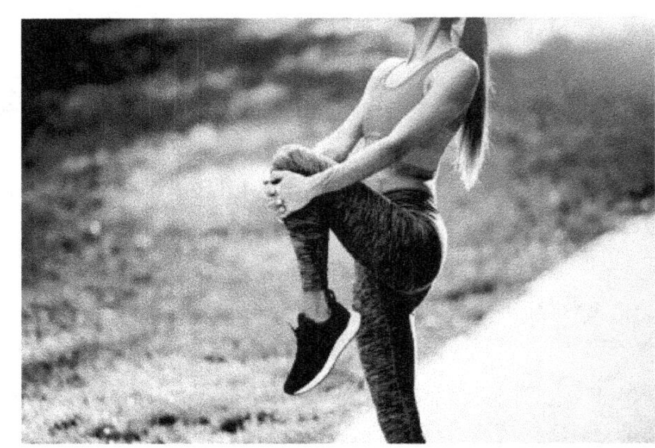

Woche 3 – Überblick/Checkliste

1. Aufwärmen
a) Beine schwingen
b) Kopf kreisen
c) Am Stand laufen

2. Hula Hoop
a) Hulern in beide Richtungen
b) Hulern und Arme kreisen

3. Dehnen
a) Schultern dehnen
b) Unteren Rücken dehnen
c) Arme dehnen
d) Po dehnen

Der Igel ist der Sieger

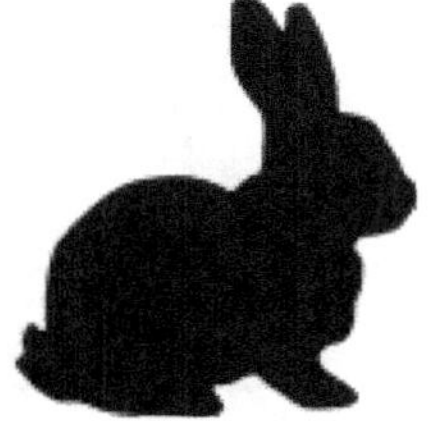

Kennst du die Geschichte vom Hasen und dem Igel?

Der Hase denkt, er hat leichtes Spiel, weil er schneller ist als der Igel, doch der Igel trickst den Hasen aus und gewinnt am Ende.

Genauso ist es beim Abnehmen. Derjenige, der schnell vorankommen will, wird am Ende verlieren, weil ihn der Jo-Jo-Effekt erwischt.

Ja, aber ich will doch ...

Irgendwann willst du schlank sein. Aber das geht nicht von heute auf morgen. Dein Speck kam ja auch nicht in einem Jahr auf die Hüften, sondern brauchte seine Zeit, um sich breitzumachen.

Crash-Diäten, egal, welcher Art, sind Humbug. Und das weißt du. Aber auch die Ernährungsumstellung, die gesünder und anhaltender ist, stellt so manchen vor Herausforderungen. Deswegen möchte ich ja, dass du alles schrittweise machst, um so einfach wie möglich ans Ziel zu kommen, egal, wie lange es dauert.

Wie ist es dir denn mit den beiden Änderungen, die du schon eingeführt hast, ergangen? Isst du deine zwei oder mehr Proteinmahlzeiten? Hast du nun feste Essenszeiten? Schaffst du diese, ohne zwischendrin zu naschen?

Denke daran, du bist der Igel. Wenn dir eine Umstellung nicht in einer Woche gelingt, dann mache dir nichts daraus, versuche es noch eine Woche und noch eine und erst, wenn diese eine Umstellung für dich funktioniert, dann nimmst du die nächste in Angriff.

Und wenn es länger dauert, ist das völlig in Ordnung. Du willst langfristig etwas ändern und nicht von jetzt auf gleich, denn du willst es durchhalten.

Ich möchte, dass du dir jetzt einmal ein Ziel setzt, ein realistisches. Rechne mit maximal 0,5 bis 1 Kilo pro Monat und freue dich, wenn es mehr ist. Also, wie viel Kilo willst du bis wann abnehmen? Schreibe es dir auf und schmücke das Datum und die Kilos ein bisschen aus. Dein Ziel wird dich von nun an begleiten und dich motivieren.

Und damit du es auch erreichst, lass uns doch einmal über Kohlenhydrate reden.

Kohlenhydrate?

Zu den Kohlenhydraten zählen eine Menge Stoffe, zum Beispiel unser Haushaltszucker, aber auch Mehl, Reis, Getreide und alles, was daraus gemacht wird.

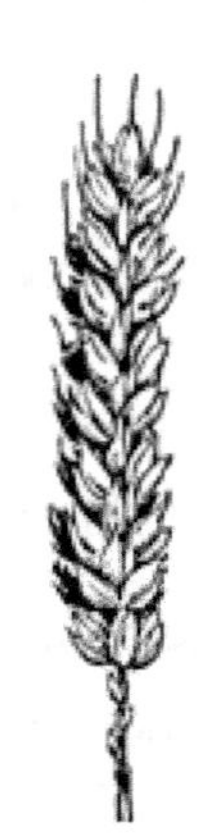

Das Problem mit den Kohlenhydraten ist, es gibt schlechte Kohlenhydrate, die sind schnell verdaulich, lassen unseren Blutzucker ansteigen und erzeugen rasch wieder Appetit und auch Heißhungerattacken. Heißhungerattacken haben nichts mit echtem Hunger zu tun, sondern sind ein Lustgefühl, das befriedigt werden will.

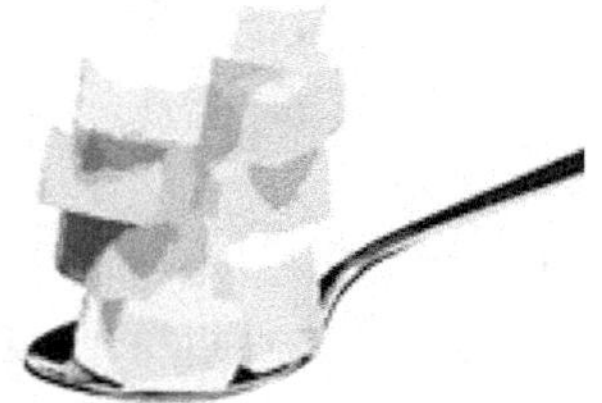

Zucker, der zu den schlechten Kohlenhydraten gehört, erzeugt sogar regelrechte Süchte, da er im Belohnungszentrum unseres Gehirns dafür sorgt, dass Glückshormone ausgeschüttet werden.

Jede Art von Sucht ist gefährlich.
Zucker ist gefährlich, weil er nur kurz sättigt, drogenähnliche Reaktionen auslöst und Karies sowie Fettleibigkeit und Diabetes verursachen kann. Kurzum: Zucker ist nicht so harmlos, wie es scheint.

Aber es gibt auch gute Kohlenhydrate. Diese sind langkettig und schwer verdaulich. Es sind meist Fasern, die sogenannten Ballaststoffe, die wir für unsere Verdauung benötigen, ohne dabei selbst verdaut zu werden. Sie machen unseren Darminhalt weich und vereinfachen somit den Abtransport unseres Abfalls.

Die Änderung der Woche ist der Verzicht auf Zucker. Ich möchte, dass du den Zucker weglässt oder zumindest so weit wie möglich reduzierst. Also keine Softdrinks, keine Fertigmüslis, und vor allem auch keine Fertiggerichte, ohne zu prüfen, ob Zucker drin ist. Lies die Nährwerttabellen, dort steht meist „Kohlenhydrate" und „davon Zucker".

Du darfst alle Lebensmittel essen, bei denen der Zucker nicht mehr als ein Viertel der Kohlenhydrate ausmacht. Dann kannst du sicher sein, dass du viele Ballaststoffe hast, aber nicht so viel Zucker.

Noch besser wäre natürlich, wenn du ganz zuckerfrei lebst, aber dafür ist es noch zu früh. Zuckerfrei zu leben ist echt gesund und sorgt dafür, dass sich viele Zivilisationskrankheiten von selbst erledigen, aber das ist auch eine echt harte Nuss, denn in fast allen fertigen Lebensmitteln ist Zucker drin. Es ist sehr schwer, ihm aus dem Weg zu gehen.

Also fängst du erst einmal mit der Reduktion an und schaust, wie du damit zurechtkommst.

Woche 3 – Ernährung auf einen Blick
- Realistisches Ziel setzen
- Weitgehend auf Zucker verzichten

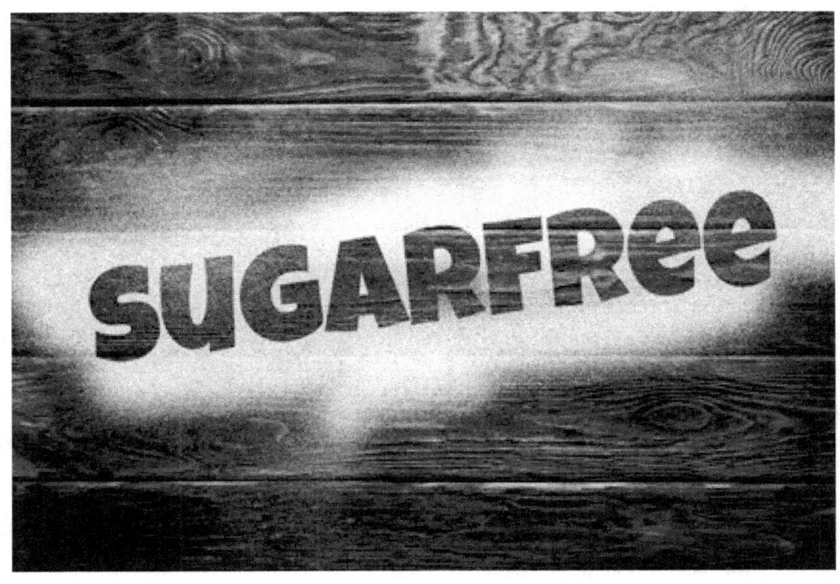

Woche vier

Na, wie geht es dir? Klappt es mit der Zuckerreduktion? Und wie steht es um dein Hulern? Alles paletti!
Na, dann können wir den Schwierigkeitsgrad ja steigern.

Muckis für die Arme

Du brauchst diese Woche Gewichte. Fang erst einmal mit etwas Leichtem an, zum Beispiel mit leeren PET-Flaschen, und steigere dich dann langsam.
Aber zuerst …

Aufwärmen

Beginnen wir mit dem Oberkörper

Stelle dich gerade hin und strecke die Arme aus. Drehe dich nach rechts, Beine und Hüfte halten dabei ihre Position, nur der Oberkörper dreht sich. Beim Drehen schwingt der linke Arm um den Körper herum und befindet sich dann auch auf der rechten Seite. Schwinge den Oberkörper zurück und gehe direkt in den Schwung nach links über. Der linke Arm kommt wieder in seine Position, während nun der rechte Arm um den Körper herum schwingt. Wiederhole diesen Ablauf zehn Mal.

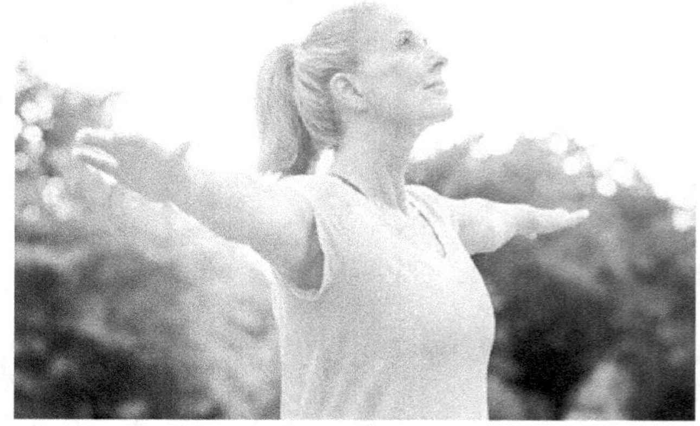

Seitbeuge

Die Füße stellst du hüftbreit auseinander. Strecke deinen linken Arm nach oben und beuge dich dann nach rechts. Achte darauf, dass du dich dabei nicht nach vorn oder hinten lehnst, sondern nur zur Seite. Kehre zurück in die aufrechte Position und wiederhole das Ganze mit der anderen Seite. Wiederhole das Ganze fünf Mal.

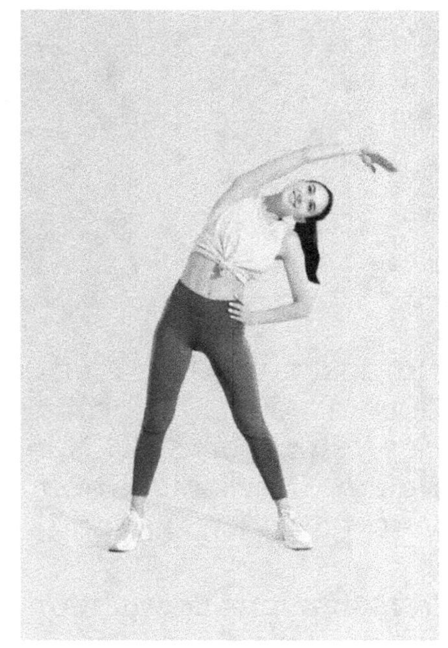

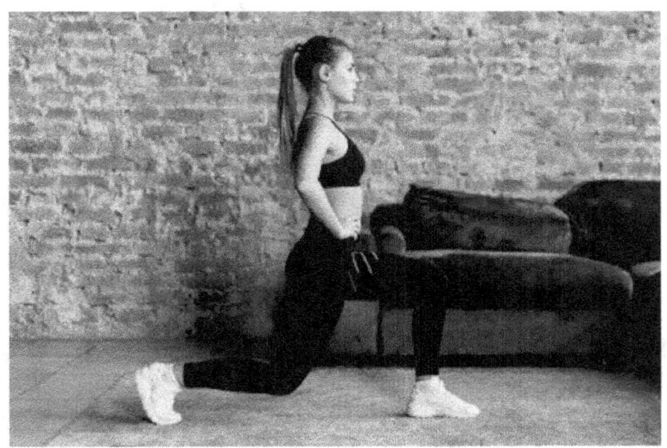

Ein Ausfallschritt

Oder auch ein paar mehr kommen nun an die Reihe. Stemme die Hände in die Hüften und mache aus dem Stand mit dem rechten Bein einen großen Schritt nach vorn. Das Sprunggelenk sollte sich nun direkt unter dem Knie befinden. Der linke Fuß bleibt am Boden, das linke Knie ist gestreckt. Du kehrst in den Stand zurück und wiederholst das Ganze mit dem linken Bein. Fünf Wiederholungen sollten reichen.

Marschieren auf der Stelle

Zuletzt marschierst du noch einmal auf der Stelle. Hebe dabei die Knie so hoch wie möglich. Du hebst jedes Bein zehn Mal.

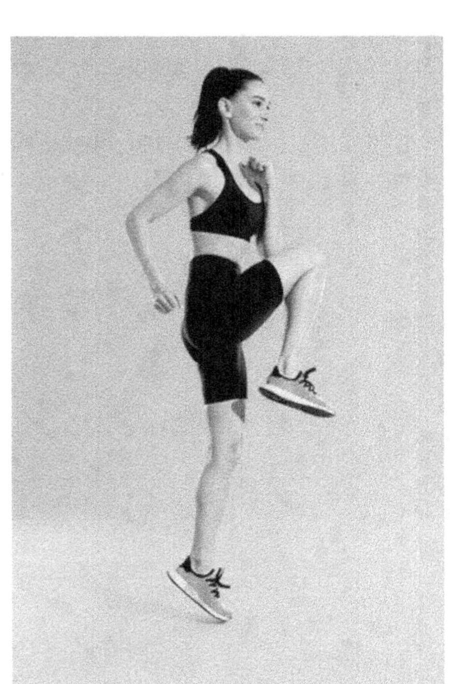

Und nun Hulern für mehr Muckis

Na, hast du ein bisschen Gewicht gefunden? Je nach deiner Konstitution kannst du erst einmal leere PET-Flaschen nehmen und steigerst dich dann bis hin zu vollen Flaschen oder du besorgst dir Hanteln oder, noch einfacher beim Hulern, Gewichtsarmbänder für das Handgelenk in verschiedenen Gewichtsstufen.

Befestige das Gewicht an Schlaufen und hänge es dir so an die Arme, dass sie dich beim Andrehen des Reifens nicht stören. Dann fange wie letzte Woche zuerst einmal damit an, den Reifen in deine bevorzugte Richtung zu drehen.

Greife deine Gewichte mit den Händen. Strecke nun die Arme zuerst nach oben, halte sie dort für zehn Drehungen deines Reifens, nimm dann die Arme herunter und strecke sie mit den Gewichten zur Seite. Halte sie für zehn Umdrehungen, ehe du sie wieder heranziehst und nach oben streckst. Und so weiter.

Klappt das in deiner Lieblingsdrehrichtung, dann variiere wieder die Richtung deines Hula-Hoop-Reifens.

Mein persönlicher Tipp für Gewichtsarmbänder:
https://amzn.to/3rVV1lm

Und nach dem Training das Dehnen nicht vergessen

Katzenbuckel

Stelle die Füße hüftbreit auseinander, gehe dabei leicht in die Knie. Du streckst nun die Arme in Schulterhöhe nach vorn und greifst mit den Fingern ineinander. Drehe die Handinnenflächen nach außen, schiebe dabei deine Arme aktiv nach vorne und gehe in den Katzenbuckel. Der Kopf beugt sich dabei und das Kinn geht zur Brust.

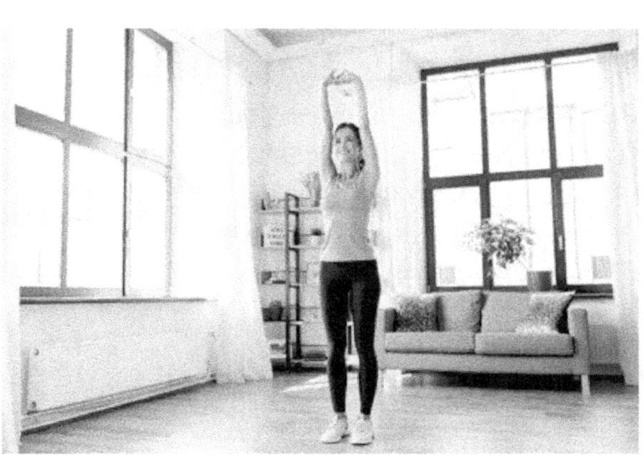

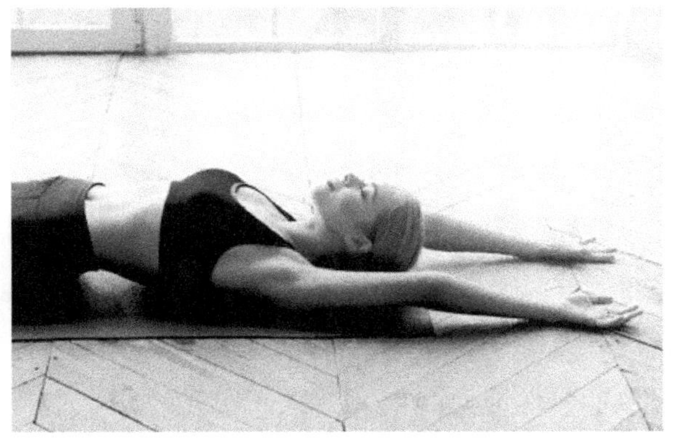

Streckbank

Lege dich auf den Rücken. Deine Arme und Beine sind ausgestreckt. Versuche nun, sie immer weiter von dir weg zu strecken, als wenn du auf einer Streckbank liegen würdest.

Hüfte und unterer Rücken

Setze dich hin, Knie nach außen und Fußsohlen aneinander. Die Hände liegen auf den Unterschenkeln. Drücke die Knie mit den Händen in Richtung Boden, so weit es geht und solange es nicht weh tut. Halte die Position, ehe du langsam wieder entspannst.

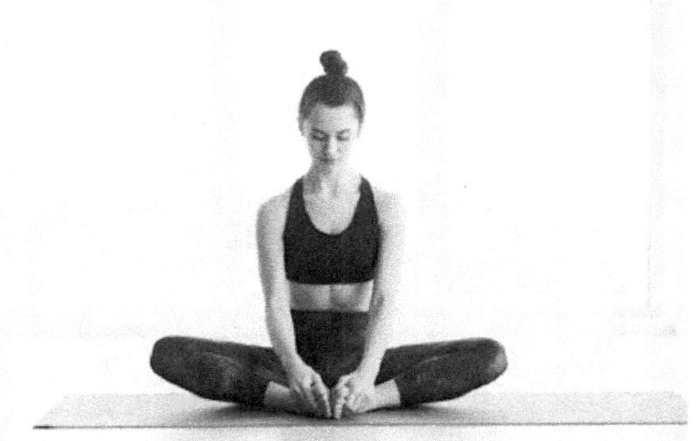

Oberschenkel

Stelle dich gerade hin und gehe leicht in die Knie. Dann nimmst du das rechte Bein nach hinten und greifst mit der Hand nach dem Fuß. Wenn es dir schwerfällt, das Gleichgewicht zu halten, dann stütze dich mit der anderen Hand irgendwo ab. Ziehe nun das Bein so weit wie möglich mit der Hand nach oben. Nach dem Halten langsam wieder abstellen und mit dem linken Bein dasselbe machen.

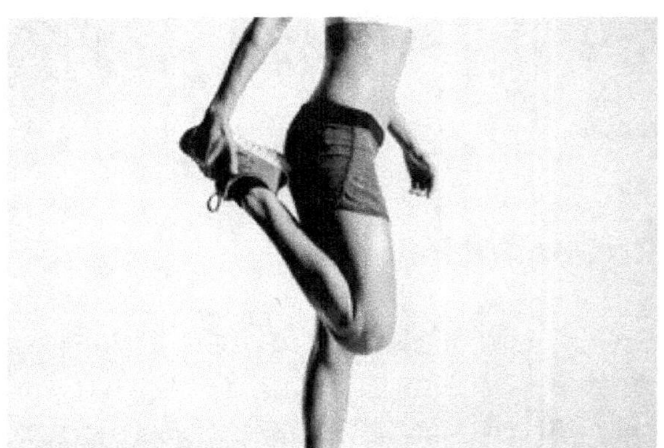

Woche 4 – Überblick/Checkliste
1. Aufwärmen
a) Oberkörper aufwärmen
b) Seitbeuge
c) Ausfallschritt
d) Marschieren

2. Hula Hoop
a) Hulern mit nach oben gestreckten Armen und Gewichten
b) Hulern mit zur Seite gestreckten Armen und Gewichten

3. Dehnen
a) Katzenbuckel
b) Streckbank
c) Hüfte und unteren Rücken dehnen
d) Oberschenkel dehnen

Fettreduziert ? Lieber nicht

Denkst du auch, dass light oder fettreduziert automatisch auch kalorienarm bedeutet? Es tut mir sehr leid, dich enttäuschen zu müssen. Meist haben die light und fettreduzierten Produkte nur minimal weniger Kalorien, manchmal sogar mehr als das Original.

Ja, aber ...?

Doch, so ist es, schau dir die Nährwerttabellen selbst einmal genauer an. Das Fett wurde ersetzt, durch was? In der Regel durch Zucker...

Aber der Reihe nach.

Fett ist ein Geschmacksträger und wenn man diesen aus einem Produkt herausnimmt, wird es fade, langweilig. Um also wieder Pep in die Leitung zu bekommen, muss man einen anderen Geschmacksträger hinzufügen und leider, leider ist das in der Regel Zucker.

Und diesen wolltest du ja, entsprechend der Aufgabe von letzter Woche, so weit wie möglich meiden, stimmt's?

Aber es heißt doch immer, „Fett macht dick".

Ja und nein. Da scheiden sich die Geister. Was jedoch sicher ist, ist, dass Zucker Suchtwirkung hat, ganz im Gegensatz zu Fett. Das kannst du auch ganz einfach testen. Gummibärchen, Bonbons und Softdrinks kann man ganz viel verdrücken, ein Stück fetten Speck oder eine fette Brühe hingegen wird man nicht so schnell in Unmengen verzehren oder trinken. Fett macht satt, aber nicht süchtig.

Dennoch sollten wir natürlich auch auf das Fett achten. Mehrfach ungesättigte Fettsäuren sind wichtig und gesund für den Körper, ungesättigte hingegen werden nicht so viel benötigt.

Das bedeutet, Raps- und Olivenöl, fetter Salzwasserfisch und Nüsse solltest du regelmäßig zu dir nehmen, fetten Speck eher weniger.

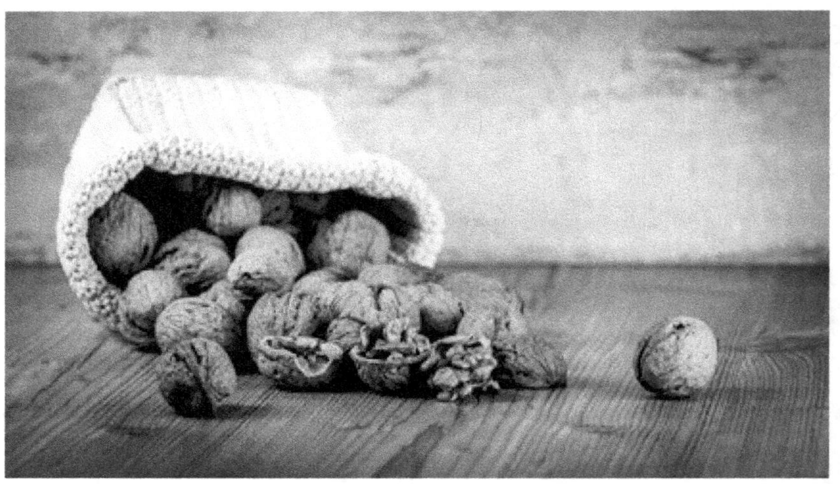

Esse bewusst und mache dir klar, dass Fette nicht böse sind, sondern für deinen Stoffwechsel, den Zellaufbau und für die Zellregeneration wichtig sind.

Aufgabe für diese Woche: Vergleiche einmal ganz bewusst light Produkte und ihre vollfetten Kollegen. Und achte diesmal beim Einkauf bei allen Fertigprodukten auf die Spalte der Fette. Versuche, Produkten mit mehrfach ungesättigten Fettsäuren den Vorzug zu geben.

Ich hab hier auch ein Video für dich, das die light Produkte einmal etwas genauer unter die Lupe nimmt:

https://youtu.be/sGqqkQrow-k

Woche 4 – Ernährung auf einen Blick
- Warnung vor Zucker in light Produkten
- Bevorzuge mehrfach ungesättigte Fettsäuren (Olivenöl, Nüsse, etc.)

Woche Fünf

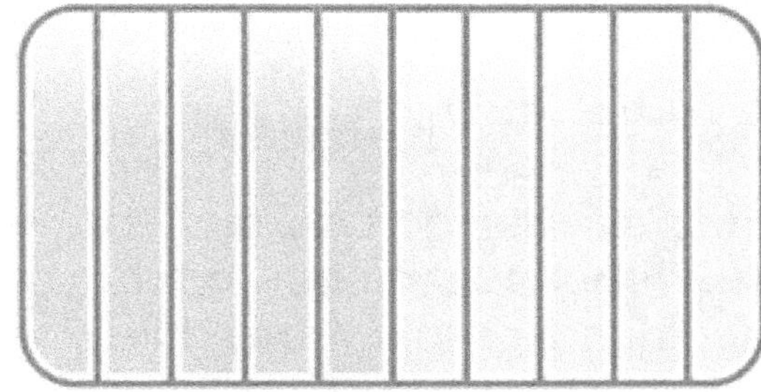

Und, wie klappt es mit der Suche nach den gesunden Fetten? Was hat dein Vergleich der light Produkte mit den normalen Produkten ergeben?

Ich bin mir sicher, du bist auf einem guten Weg. Also weiter in unserem Programm.

Abwechslung

Abwechslung
Heute beginnen wir mit einer neuen Art, den Hula-Reifen zu betrachten.

Aufwärmen

Lass uns doch einmal mit den Schultern beginnen.

Stelle dich gerade hin und lasse die Arme locker hängen. Kreise nun die Schultern zehn Mal nach hinten und anschließend nach vorn. Wenn du willst, kannst du dir auch mit den Fingern auf die Schultern greifen und mitkreisen.

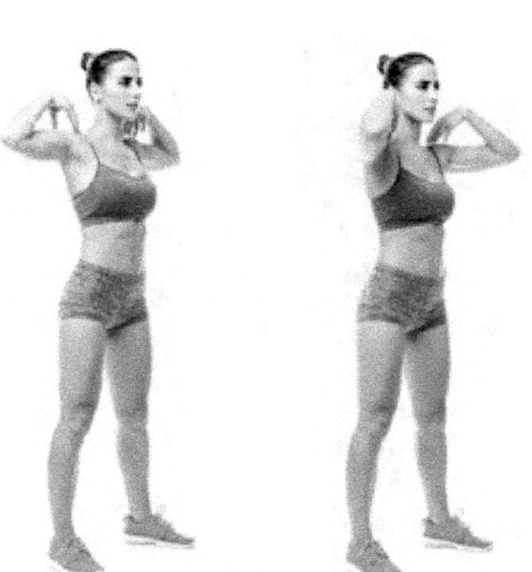

Für die Wirbelsäule

Stelle dich wieder gerade hin. Rolle nun den Rücken Wirbel für Wirbel nach vorne ein. Beginne mit der Halswirbelsäule, indem du langsam das Kinn zum Brustkorb führst, dann beuge langsam den oberen Rücken, dann den unteren, bis du nach vorn rund gebeugt stehst. Die Beine bleiben bei der Übung gerade, die Arme hängen einfach herunter. Richte dich danach in entgegengesetzter Reihenfolge wieder auf. Wiederhole diese Bewegung fünf Mal. Das Gleiche kannst du auch vom Vierfüßler-Stand aus machen.

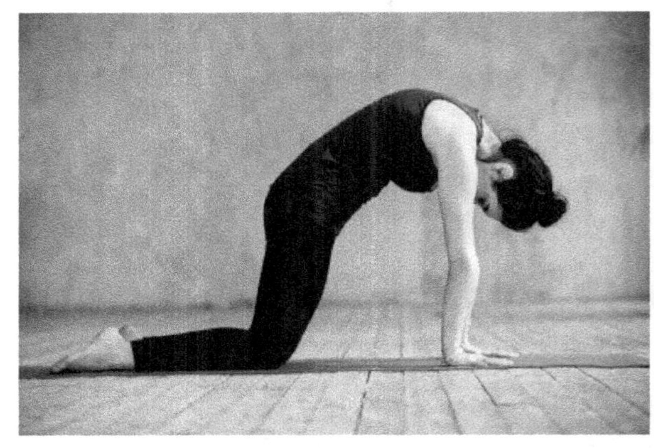

Marschieren

Stelle dich gerade hin und dann marschiere auf der Stelle, indem du das Knie so hoch wie möglich nimmst. Mache das Ganze zehn Mal.

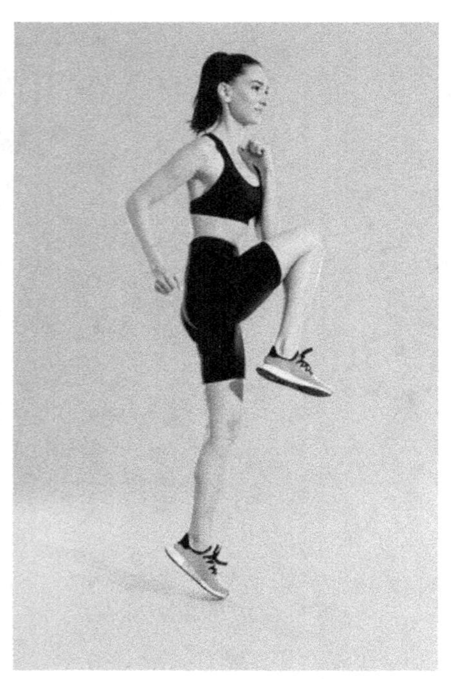

Laufen am Stand

Und nun ein wenig schneller. Jedoch nimmst du die Knie jetzt nicht mehr vorne hoch, sondern versuchst, beim Rennen im Stand mit den Fersen deinen Po zu berühren. Renne eine halbe Minute.

Hulern im Liegen?

Ich möchte, dass du jede Trainingseinheit mit einer Runde nach rechts und einer Runde nach links beginnst, ehe du zur eigentlichen Übung für diese Woche kommst.

Lege dich auf den Rücken und stelle die Füße auf, die Beine stehen mit etwas Abstand beieinander. Halte den Reifen mit beiden Händen parallel zur Decke. Ziehe dann den Bauch ein und hebe den Oberkörper vom Boden, so weit du kannst. Spanne die Arme an und versuche, den Reifen so weit wie möglich nach oben zu drücken. Halte ihn dort für fünf Sekunden. Der untere Rücken bleibt fest am Boden.

Nun senke deinen Oberkörper wieder langsam auf den Boden, Wirbel für Wirbel, und lege auch den Kopf ab. Entspanne deine Schultern und Nackenmuskeln, ehe du erneut den Bewegungsablauf wiederholst. Mache die Übung zu Beginn zehn Mal und steigere dich langsam.

Steigerung der Übung

Wenn du es schwerer haben willst, kannst du auch die Ruhepause für die Muskeln weglassen. Dann wird der Kopf nicht abgelegt, sondern man geht vom tiefsten Punkt, an dem der Kopf noch schwebt, direkt wieder in die Aufwärtsbewegung.

Diese Übung spricht besonders deine Bauchmuskulatur an. Damit wird sie straffer und der Bauch wird insgesamt fester und bekommt Form.

Mache nach der Einheit noch ein paar Drehungen mit dem Reifen zum Entspannen, ehe du zum Dehnen kommst.

Dehnen

Katzenbuckel

Stelle die Füße hüftbreit auseinander und beuge die Knie ganz leicht.

Dann streckst du die Arme in Schulterhöhe nach vorn und greifst mit den Fingern ineinander. Drehe die Innenflächen nach außen und schiebe die Arme so weit nach vorn, wie möglich, während du einen Katzenbuckel machst. Das Kinn neigt sich dabei zum Brustkorb.

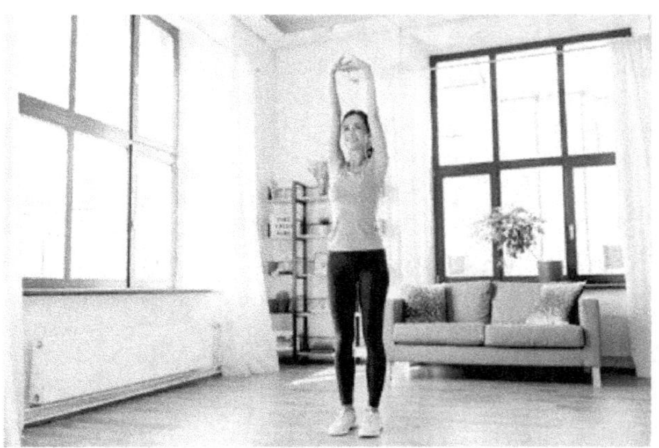

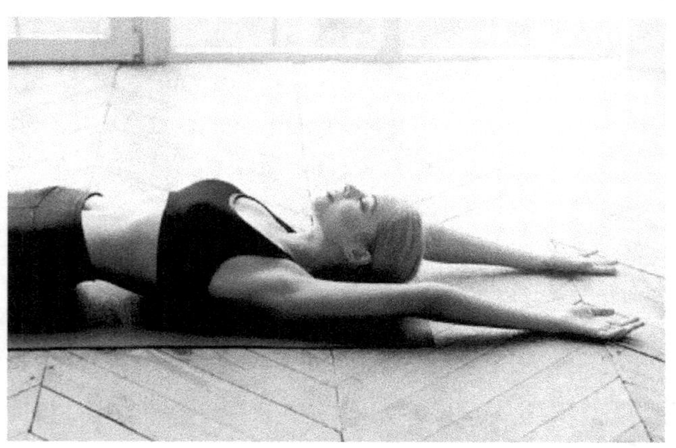

Streckbank

Lege dich auf den Boden und strecke Arme und Beine so weit du kannst von dir weg, als ob du auf einer Streckbank liegen würdest.

Brustkorb

Lege dich auf den Bauch, deine Unterarme liegen auf dem Boden, deine Hüfte ist fest an den Boden gedrückt und dein Oberkörper ruht locker auf den Händen. Stemme nun deinen Oberkörper nach oben, dein Kopf geht dabei in den Nacken. Die Hüfte bleibt am Boden.

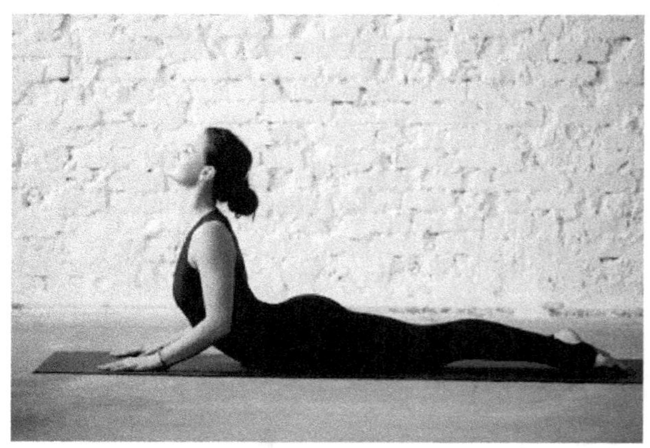

Grätsche

Stelle dich breitbeinig hin. Der Oberkörper bleibt gerade, ist aber leicht nach vorn gebeugt. Gehe nun mit dem rechten Bein in die Hocke, das linke bleibt gestreckt. Stütze deinen Oberkörper leicht an dem rechten Oberschenkel ab und achte darauf, dass die Wirbelsäule gerade bleibt. Gehe wieder in die aufrechte Position und wiederhole das Ganze mit links.

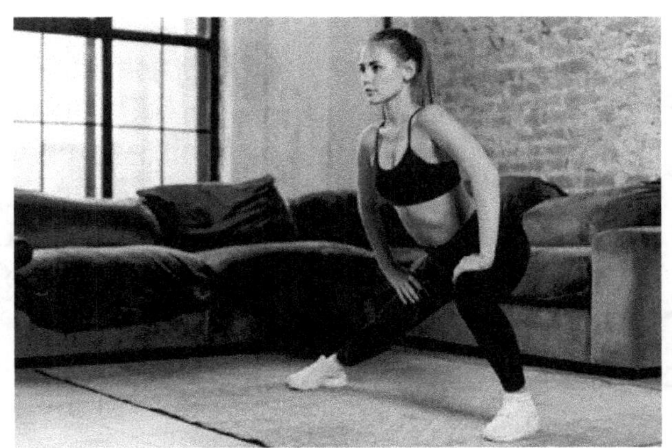

1. Aufwärmen
a) Schultern kreisen
b) Wirbelsäule aufwärmen
c) Marschieren
d) Am Stand laufen

2. Hula Hoop
a) Hulern in beide Richtungen
b) Hulern im Liegen
c) Drehübungen

3. Dehnen
a) Katzenbuckel
b) Streckbank
c) Brustkorb dehnen
d) Grätsche

Gewürze als Gewichtsbooster

Wie würzt du dein Essen? Salz, Pfeffer, Paprika?
Von nun an wirst du etwas mehr experimentieren, denn es gibt einige Gewürze, die dich beim Abnehmen unterstützen können.

Nein, sie nehmen dir nicht die Arbeit ab.
Bereits seit Jahrtausenden werden Gewürze und Kräuter als Heilmittel eingesetzt. Die chinesische und ayurvedische Medizin tun dies auch heute noch im großen Stil. Das hat nichts mit Esoterik zu tun, sondern vielmehr mit gelebter Überlieferung und Erfahrung. Aber so weit wollen wir jetzt gar nicht gehen, du willst ja „nur" abnehmen.

Pfeffer

Ja, du kannst deinen Pfeffer weiter nutzen und ich hoffe, du nimmst ein bisschen mehr als bisher, denn Pfeffer regt den Stoffwechsel an und wenn der Stoffwechsel arbeitet, verbrennt er was?
Richtig, Fett!

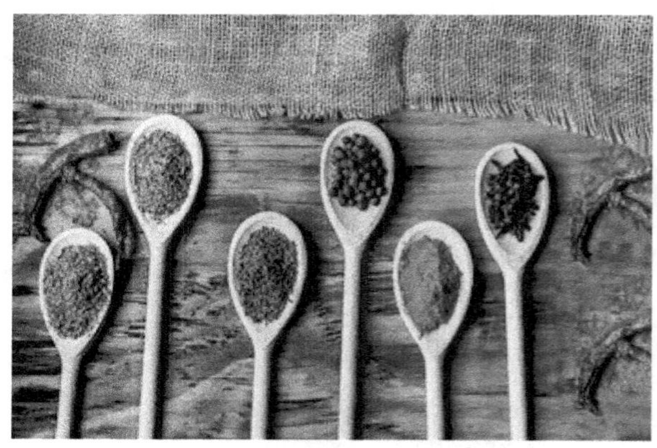

Kreuzkümmel

Kreuzkümmel ist nicht jedermanns Fall, doch wenn du abnehmen willst, solltest du dich vielleicht mit ihm anfreunden. Es hat seinen Grund, warum er in der Regel an Kohlgerichte, aber auch an fette Braten gegeben wird. Das enthaltene Kumin fördert die Verdauung und reduziert Blähungen. Seine Wirkung auf die Galle unterstützt den Fettstoffwechsel. Außerdem gibt es Studien, die zeigen, dass es den LDL-Cholesterin-Spiegel positiv beeinflusst.

Nelken

Irgendwie sind Nelken aus der Mode gekommen, obwohl sie so gesund sind. Bis vor wenigen Jahrzehnten waren Nelken noch eines der wichtigsten Gewürze in der Winterzeit und das zurecht. Nelken wirken auf den Wasserhaushalt und sorgen für den Abtransport von Einlagerungen. Der Inhaltsstoff Eugenol wirkt entzündungshemmend und keimtötend, ist also hilfreich bei Erkältungskrankheiten und grippalen Infekten. Zudem ist es schmerzlindernd, deswegen bekommt man Nelkenöl in der Apotheke, es wird in dieser Form vor allem gegen Zahnschmerzen eingesetzt.

Zimt

Wer kennt nicht den Zimtstern oder den Milchreis mit Zimt und Zucker. Weniger bekannt sind die salzigen Varianten, wie etwa das Zimthähnchen oder die Prise Zimt in der Kürbissuppe. Aber wie immer du Zimt kennst, du solltest schauen, dass du mehr Varianten von ihm kennenlernst. Zimt regt die Bauchspeicheldrüse an und hilft dabei, den Blutzuckerspiegel konstant zu halten, was Heißhungerattacken vorbeugt.
Der Geschmack von Zimt verringert die Lust auf Süßes, ist also hilfreich, wenn deine zuckersucht zuschlagen will. Mache einfach ein bisschen Zimt in den Kaffee oder Tee, anstatt ein Stück Kuchen zu essen.

Kurkuma

Kurkuma ist kein europäisches Gewürz und unter diesem Namen erst seit wenigen Jahren in Deutschland bekannt. Doch auch, wenn wir den Namen recht neu finden, in unserer Küche ist es durchaus schon länger anwesend. Zum einen ist es ein Hauptbestandteil des gelben Currys, zum anderen ist der deutsche Name Gelbwurzel und als solcher ist Kurkuma durchaus schon länger im Gebrauch.
Kurkuma kurbelt den Fettstoffwechsel an. Außerdem hebt die leuchtend gelbe Farbe, die er Gerichten verleiht, die Stimmung. Man kann ihn als Pulver oder als frische Wurzel kaufen.

Kardamom

Im Gegensatz zu Kurkuma ist Kardamom tatsächlich relativ neu in der deutschen Küche. Man kann mit ihm süße und salzige Speisen würzen. Aktuell wird er vor allem in Verbindung mit Schokolade ins Gespräch gebracht, aber auch als zusätzliche Würze im Tee. Probiere einfach einmal aus, wie er dir schmeckt, denn er ist ein toller Appetitzügler und wie kann man besser Kalorien einsparen?

Chili

Last but not least auf meiner Liste für dich ist der Chili. Bei welchem Gewürz merkt man intensiver, dass sich etwas tut? Selbst, wenn man seinem Gericht nur eine leichte Schärfe hinzufügt, man merkt, wie einem warm wird. Der Stoffwechsel kommt auf Touren und die Fettverbrennung nimmt Fahrt auf.

Woche 5 – Ernährung auf einen Blick
- Fettverbrennung durch Gewürze
- Experimentiere mit Pfeffer, Kurkuma, Chili & Co

Woche sechs

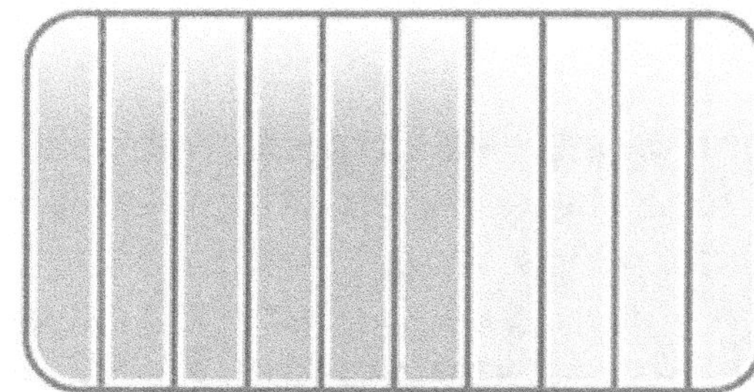

Die Hälfte ist geschafft. Wie fühlst du dich? Hast du schon angefangen, mit den Gewürzen zu experimentieren? Setze das fort, taste dich an verschiedene Geschmäcker heran, traue dich etwas. Und wenn es einmal nicht so toll wird, egal, der nächste Versuch wird dafür umso besser.

Nun starten wir aber mit der nächsten Runde im Hula Hoop.

Ein Schritt nach dem anderen

Aufwärmen

Seitschwinge

Stelle dich auf das linke Bein und schwinge das rechte langsam vor dem Körper hin und her. Bringe die Hände möglichst in die Hüfte. Wenn du Probleme mit dem Gleichgewicht hast, kannst du dich auch irgendwo abstützen. Dasselbe machst du mit der anderen Seite, jeweils zehn Mal.

Kreisen

Und wenn wir gerade beim Schwingen sind, gehen wir über in das Kreisen. Fange wieder damit an, dich auf das linke Bein zu stellen. Das rechte Bein streckst du etwas zur Seite weg und fängst an, kleine Kreise zu machen, zehn Mal im Uhrzeigersinn und zehn Mal gegen den Uhrzeigersinn. Dasselbe machst du logischerweise mit der anderen Seite.

Knie kreisen

Und weil Kreisen so schön ist, stelle dich aufrecht hin und halte Füße und Knie zusammen. Lege die Hände auf die Knie und kreise sie langsam ebenfalls jeweils zehn Mal im Uhrzeigersinn und danach gegen den Uhrzeigersinn.

Und die Hüfte

Unser wichtigstes Arbeitsinstrument ist auch wieder dran. Stelle dich aufrecht hin, die Füße befinden sich schulterbreit auseinander. Die Hände an die Hüfte halten und dann gleichmäßig kreisen. Die Knie sind dabei leicht gebeugt. Natürlich führst du das wieder in beide Richtungen durch, nicht nur in eine.

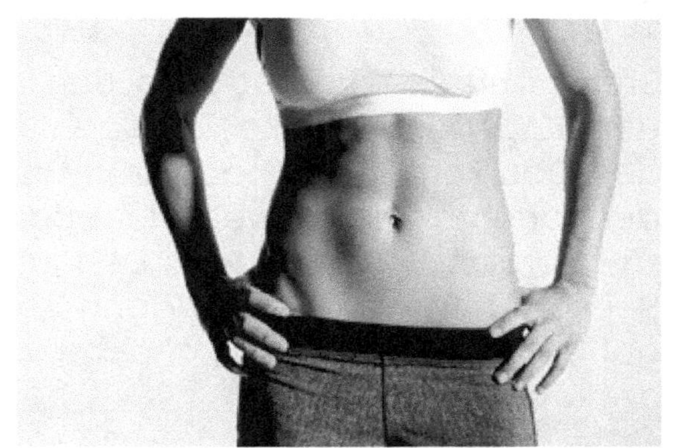

Hulern und Laufen?

Wir erhöhen den Schwierigkeitsgrad des Hulerns, nun musst du nicht mehr nur kreisen, sondern dabei auch noch Schritte machen.

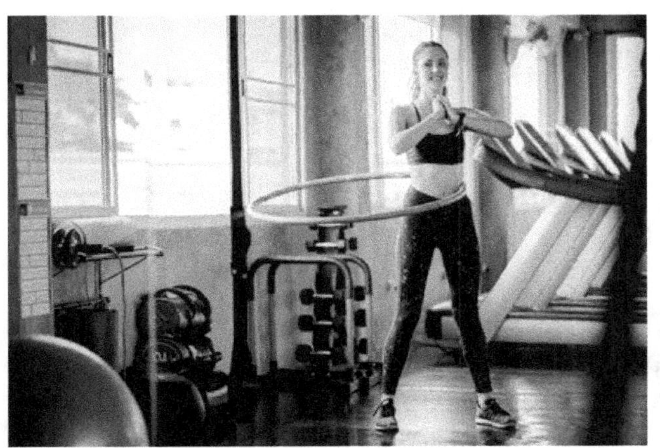

Fange erst einmal mit ein paar Runden Hulern an. Dann starte mit einem Schritt vor und einem Schritt zurück. Wenn du das hinbekommst, fange an, einen Schritt zur Seite zu machen und zurück.

Wenn auch das klappt, kombiniere beide Varianten.
Und wenn du genug trainiert hast, kommt …

Das Dehnen

Seitliche Dehnung

Stehe aufrecht und strecke den rechten Arm über dem Kopf aus. Die linke Hand geht an die Hüfte. Neige den Oberkörper nun nach links und versuche dabei, den rechten Arm so weit wie möglich über den Kopf zu strecken. Du solltest die Dehnung an der rechten Seite spüren. Halte, gehe dann wieder zurück in die aufrechte Position und mache das Ganze in die andere Richtung.

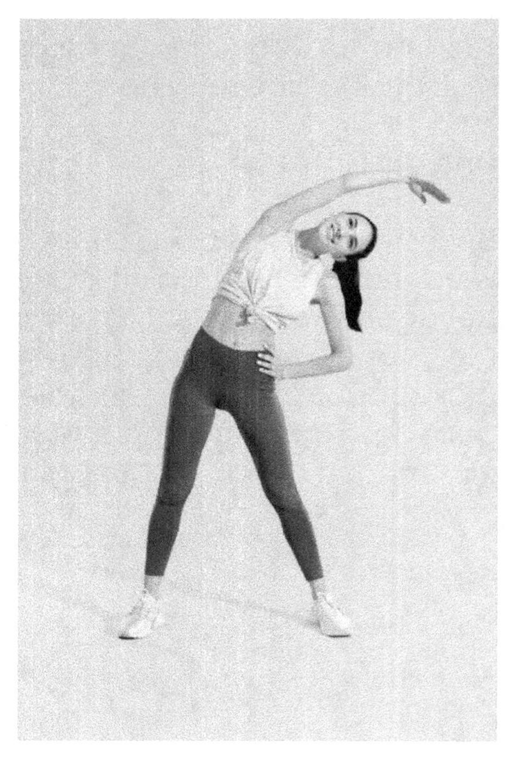

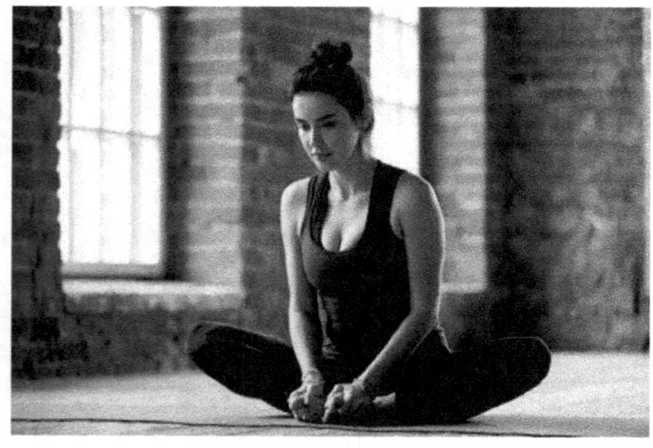

Hüfte

Du setzt dich auf den Boden, Fußsohlen aneinander und Knie nach außen. Greife mit den Händen die Füße und lehne dich mit möglichst aufrechter Wirbelsäule nach vorne.

Beine und Oberkörper

Stelle dich breitbeinig hin, also die Füße weiter auseinander als deine Schulterbreite. Die Wirbelsäule ist aufrecht und die Arme sind zu den Seiten auf Schulterhöhe ausgestreckt. Beuge nun den Oberkörper nach vorn, bis du in den hinteren Oberschenkeln ein Ziehen spürst. Bleibe so eine Weile, ehe du wieder in die aufrechte Position gehst.

Wade

Stelle dich an eine Wand oder an ein Geländer. Mache mit dem rechten Bein einen leichten Ausfallschritt nach vorn und stütze dich mit beiden Händen ab. Der linke Fuß bleibt fest auf dem Boden. Drücke deinen Körper weiter gegen die Wand, bis du ein Ziehen in der Wade verspürst. Halte, gehe dann zurück in die Ausgangsposition und wechsle die Seite.

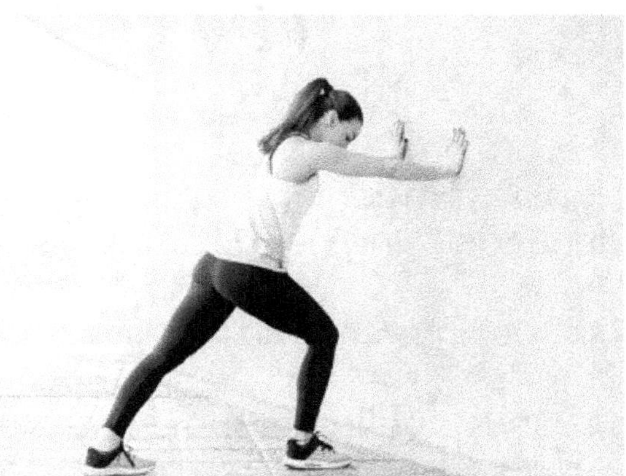

Woche 6 – Überblick/Checkliste

1. Aufwärmen
a) Beine schwingen und kreisen
b) Knie kreisen
c) Hüfte kreisen

2. Hula Hoop
a) Hulern mit Vorwärts- und Rückwärtsschritten
b) Hulern mit seitlichen Schritten
c) Kombination aus vor, zurück und seitlich

3. Dehnen
a) Seitliche Dehnung
b) Hüfte dehnen
c) Beine und Oberkörper dehnen
d) Waden dehnen

Hunger zwischendurch

Na, wie funktioniert es mit den festen Mahlzeiten, dem reduzierten Zuckerkonsum und der Beachtung der gesunden Fette?

Du hast immer noch Gelüste zwischendurch?

Ein sehr häufiges Problem ist, dass wir Hunger und Durst verwechseln. Wir merken, im Magen fehlt etwas, und greifen dann meist zu etwas Essbarem, obwohl der Körper eigentlich Flüssigkeit benötigt.

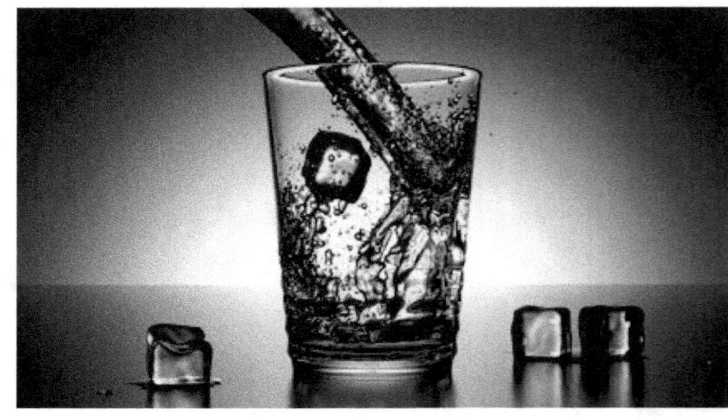

Ab sofort trinkst du zuerst etwas, bevor du deinen Gelüsten nachgibst, am besten Wasser, Tee oder Kaffee, natürlich ohne Zucker. Um zusätzlich dem Appetit entgegenzuwirken, kannst du auch noch eine Prise Zimt oder Kardamom hinzugeben, so, wie du es in der letzten Woche gelernt hast.

Warte nach dem Trinken 20 Minuten, wenn das Gefühl dann immer noch nicht weg ist, kannst du etwas Kleines essen, am besten Nüsse, Beeren oder rohes Gemüse.

Alternativ kannst du auch noch eine Runde Hulern, Spazieren gehen oder dich sonst wie bewegen. Durch Bewegung wird der Fettstoffwechsel angeregt und das Fett wird in der Leber zu Zuckern umgebaut, die dann diesen Trieb nach Essen stillen, ohne dass du Kalorien zu dir nimmst – im Gegenteil, du verbrennst sie sogar.

Woche 6 – Ernährung auf einen Blick
- Bei Hungergefühl Wasser oder Tee trinken
- Ablenkung durch Hulern oder anderweitige Bewegung

Woche sieben

Na, hast du den kleinen Hunger im Griff? Und das Gehen beim Hulern funktioniert auch? Dann lass uns den Schwierigkeitsgrad noch einmal erhöhen.

Was machen deine Knie?

Bevor ich dir diese Frage beantworte, wärmen wir uns erst einmal auf.

Aufwärmen

Der Hampelmann

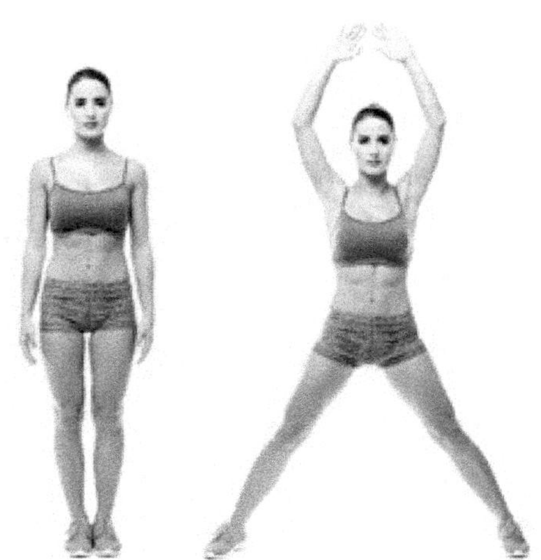

Kennst du noch den Hampelmann? Das war im Sportunterricht früher die liebste Aufwärmübung. Stelle dich aufrecht hin, die Füße aneinander und die Arme baumeln herunter. Springe dann in die Grätsche, während die Arme im Halbkreis über den Kopf gehen und dort die Hände ineinander klatschen. Dann springst du wieder in die Ausgangsposition. Mache das zehn Mal.

Fuß kreisen

Wie steht es um dein Gleichgewicht? Egal, du trainierst das jetzt. Stelle dich aufrecht hin, Arme nach oben. Hebe das rechte Bein, während du links leicht ins Knie gehst. Nun kreise den rechten Fuß zehn Mal, in beide Richtungen versteht sich. Dann geht es wieder in die Ausgangsposition und das linke Bein ist dran. Mache die Übung auch einmal mit den Armen zur Seite, was fällt dir auf? Wo hält man das Gleichgewicht einfacher?

Berge besteigen

Bei dieser Übung musst du in den Vierfüßlerstand, aber nicht den normalen auf Händen und Knien, nein, du stehst auf Händen und Füßen, während dein Hinterteil in die Höhe gestreckt ist. Deine Zehenspitzen stehen fest auf dem Boden. Nun ziehe abwechselnd die Knie zur Brust. Wie oft? Wie wäre es mit zehn Mal?

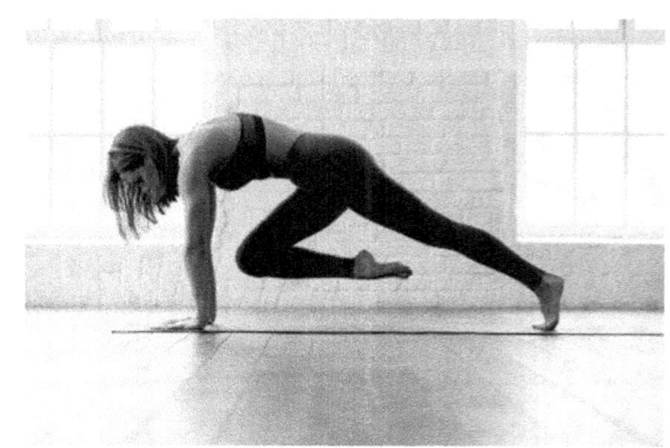

Arme kreisen

Stelle dich gerade hin, die Füße stehen hüftbreit auseinander. Beschreibe nun mit den Armen volle Kreise nach vorn und wechsle nach mehreren Runden in Kreise nach hinten.

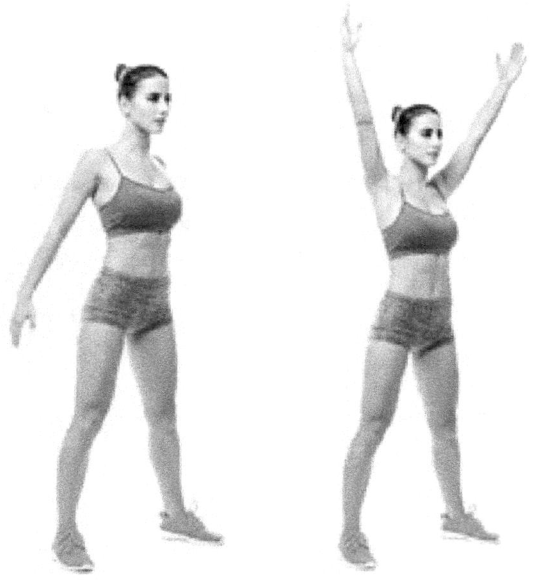

Und los geht's mit dem Hulern

Drehe erst einmal wieder in deine bevorzugte Richtung. Nach ein paar Runden beginnst du mit leichten Kniebeugen während des Hulerns. Du kannst mit kleinen Kniebeugen anfangen und mit der Zeit immer tiefer gehen. Je tiefer, desto schwerer wird es. Wenn du es drauf hast, hulerst du selbstverständlich auch in die andere Richtung.

Dehnen

Oberschenkel

Stelle dich gerade hin. Dann hebe deinen rechten Fuß nach hinten und greife ihn mit der Hand. Ziehe den Fuß nun zum Gesäß.

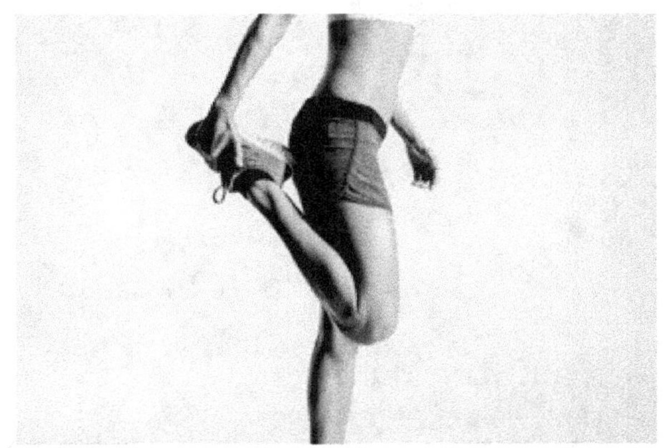

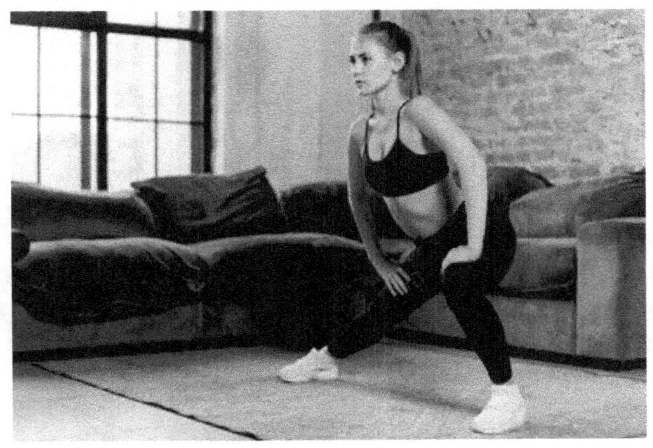

Hüfte

Mache einen sehr weiten Ausfallschritt mit dem rechten Bein und lehne deinen Oberkörper nach vorn, sodass das linke Bein gestreckt ist. Bleibe in der Dehnung und wechsle dann die Beine.

Brustmuskeln

Du stehst aufrecht. Falte deine Hände hinter deinem Rücken und ziehe sie dann nach oben und hinten. Dabei sollten sich deine Schulterblätter zusammenziehen. Lehne dich dann nach vorn.

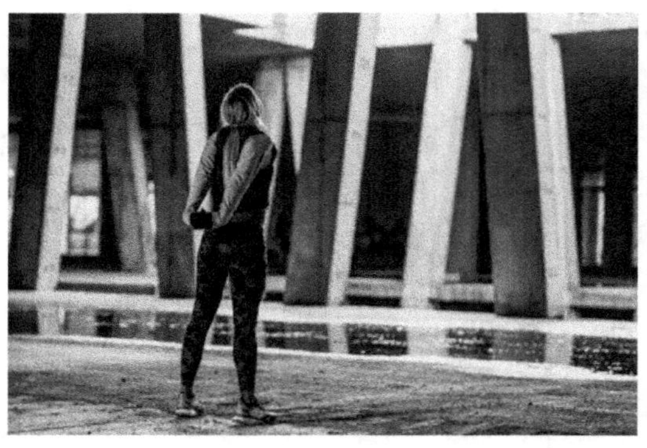

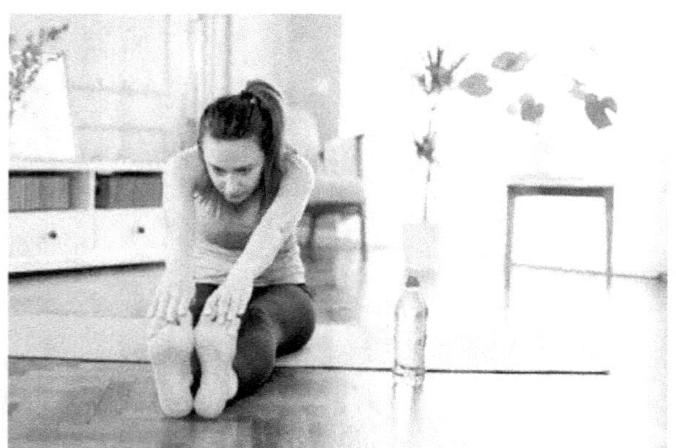

Schenkel

Setze dich auf den Boden, die Beine ausgestreckt und parallel, die Fußzehen zeigen nach oben. Strecke die Arme nach vorn aus. Beuge den Oberkörper nach vorn, die Arme bleiben parallel zu den Beinen und ziehen den Oberkörper immer mehr in Richtung Füße. Halte und gehe dann langsam zurück in die Ausgangsposition.

Woche 7 – Überblick/Checkliste

1. Aufwärmen
a) Füße kreisen
b) Knie kreisen
c) Berge besteigen
d) Arme kreisen

2. Hula Hoop
a) Hulern kombiniert mit Kniebeugen

3. Dehnen
a) Oberschenkel dehnen
b) Hüfte dehnen
c) Brustmuskeln dehnen
d) Schenkel dehnen

Wasser – Das Lebenselixier

Wasser in allen zuckerfreien Varianten ist wichtig zum Überleben und auch zum Trainieren. Man soll sich zwar vor dem Training nicht mit Wasser vollschütten, aber danach ist es umso wichtiger.

Muskeln benötigen Wasser, um optimal mit Mineralien versorgt zu werden. Aber wir benötigen es auch, damit Abfallstoffe aus dem Körper herausgespült werden können und davon gibt es einige, gerade, wenn man abnimmt. Damit meine ich übrigens nicht nur den Harn, sondern auch den Darminhalt, der durch das Wasser, das sich an die unverdaulichen Ballaststoffe bindet, geschmeidig wird.

Auch unser Blut besteht zu einem großen Teil aus Wasser. Wassermangel zeigt sich in einem Abfall der Leistungsfähigkeit, zuerst im geistigen Sinne. Man wird müde, fühlt sich abgeschlagen und die Konzentration lässt rapide nach. Auch Kopfschmerzen können ihren Ursprung in einem Mangel an Flüssigkeit haben.

Es ist also wichtig, dass du immer genug trinkst, vor allem, wenn du abnehmen willst und die ganzen Abfallstoffe aus der Verbrennung deines Körperfetts abtransportiert werden müssen.

Deine Aufgabe ab dieser Woche: Trinke vor jeder Mahlzeit ein großes Glas Wasser oder ein anderes zuckerfreies Getränk. Das ist nicht nur Teil deiner Flüssigkeitszufuhr, es füllt auch gleichzeitig den Magen und du wirst schneller ein Sättigungsgefühl bekommen. Zu diesen Gläsern Wasser trinkst du noch mindestens 1,5 bis 2 Liter. Vor allem im Sommer, wenn du viel schwitzt, sollte es etwas mehr sein, um deinen Körper ausreichend zu versorgen.

Dir fällt es schwer, außerhalb der Mahlzeiten deine Trinkmenge zu erreichen? Dann versuche, dich auszutricksen. Stelle eine Flasche Wasser an einen Ort, an dem du mehrmals am Tag vorbeigehst. Positioniere sie so, dass sie dir ins Auge springt. Auf diese Weise wirst du an das Trinken erinnert. Jedes Mal, wenn du sie siehst, nimmst du einen Schluck und du wirst sehen, die Flasche wird schneller leer als du denkst.

Woche 7 – Ernährung auf einen Blick
- Trinke vor jeder Mahlzeit ein Glas Wasser
- Trinke zusätzlich mindestens 1,5 bis 2 Liter Wasser pro Tag

Woche acht

Und, klappt es mit dem Wasser trinken? Und was machen die Kniebeugen? Alles paletti? Na, dann können wir ja zum nächsten Akt übergehen.

Ein Balanceakt

Aufwärmen

Drehen

Stelle dich aufrecht hin, die Füße hüftbreit auseinander. Strecke die Arme zur Seite aus, auf Schulterhöhe, die Handflächen zeigen nach oben. Du drehst dich nun zuerst nach rechts, wobei die linke Hand der Drehung mit Schwung folgt, sodass die Arme am Ende der Drehung parallel sind. Deine Hüfte bleibt dabei fest an ihrem Platz, sprich, sie macht die Drehung nicht mit.
Schwinge nun zurück in die Ausgangsposition, ehe du dich nach links drehst. Mache das Ganze fünf Mal.

Marschieren

Wir haben schon eine Weile keinen Marsch mehr gemacht, also auf die Stelle, fertig, los – und nicht vergessen, die Knie beim Marschieren so hoch wie möglich zu heben. Zwanzig Mal hoch das Knie.

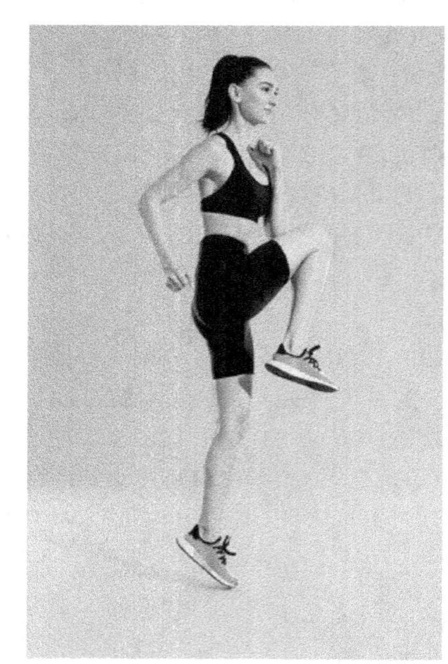

Schattenboxen

Stelle dich locker hin, die Füße sind zu Beginn hüftbreit auseinander. Nehme die Arme hoch vor den Körper und balle die Hände zu Fäusten, als würdest du dich verteidigen.

Gehe nun zwei Schritte auf der Stelle und mache dann einen Ausfallschritt mit dem rechten Bein. Die linke Faust folgt dem Bein nach vorn. Arm und Bein gehen sofort wieder in die Ausgangsposition. Dann machst du wieder ein paar Schritte auf der Stelle, ehe du mit dem linken Bein einen Ausfallschritt machst und dabei den rechten Arm nach vorn bringst. Boxe in etwa zwanzig Mal.

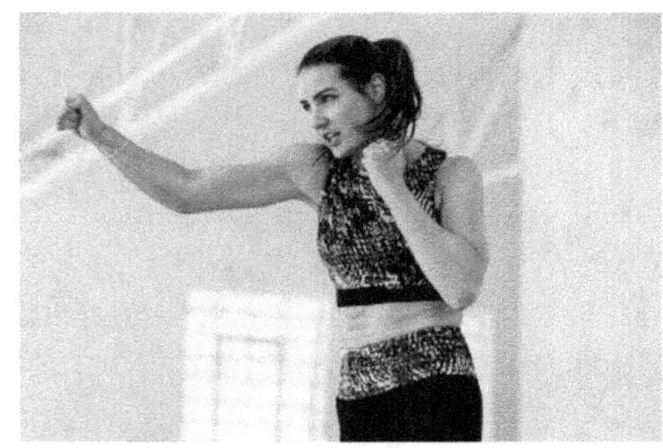

Auf der Stelle laufen

Und weil wir gerade so schön in Bewegung sind, rennst du nun noch eine Runde auf der Stelle. Denke daran, mit den Fersen zu versuchen, den Hintern zu erreichen. Eine halbe Minute sollte reichen.

Ein Balanceakt

Fange wieder an, in deine Lieblingsrichtung zu hulern. Nach ein paar Runden streckst du das rechte Bein nach vorn. Halte den Fuß 10-15 Reifendrehungen in der Luft, ehe du ihn wieder aufstellst. Kreise ein paar Runden und dann hebst du den linken Fuß.

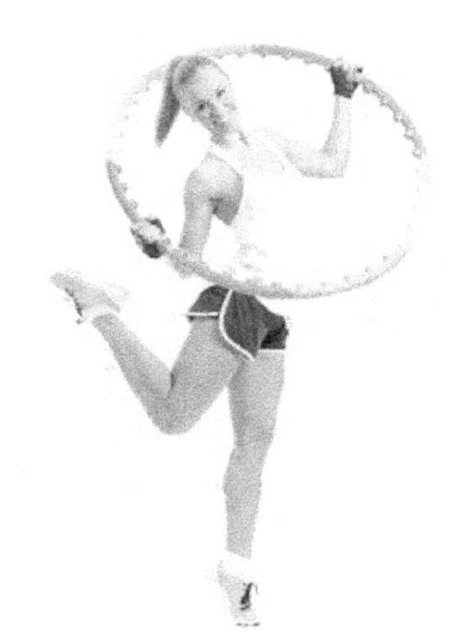

Wenn das klappt, übe das Ganze mit nach hinten gestrecktem Bein. Wenn auch das gelingt, kannst du probieren, das Bein während des Hulerns langsam nach vorn und hinten schwingen zu lassen.

Hast du deine Trainingseinheit hinter dir, dann geht es wieder ans ...

Dehnen

Hintere Oberschenkelmuskulatur

Lege dich auf den Rücken. Hebe das rechte Bein und umfasse den Oberschenkel mit beiden Händen unterhalb des Knies. Strecke das Bein und ziehe das Knie so weit wie möglich an den Oberkörper. Das linke Bein bleibt dabei fest auf dem Boden liegen. Du solltest nun eine Spannung im hinteren Oberschenkel spüren. Halte diese eine Weile, gehe dann zurück und wechsle das Bein.

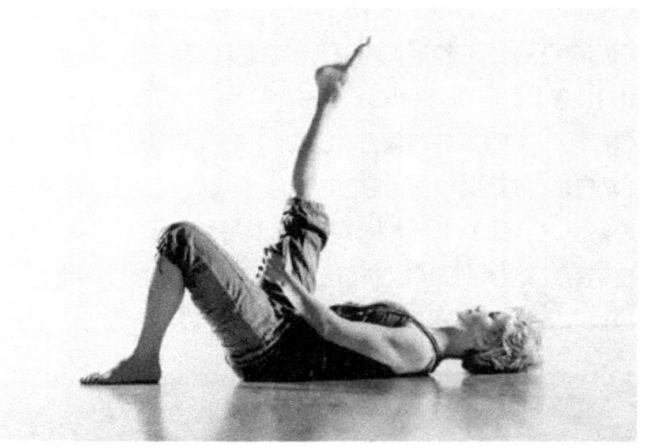

Unterer Rücken und Gesäß

Bleibe auf dem Rücken liegen. Stelle die Beine auf und umfasse mit den Händen die Knie. Ziehe dann die Knie an den Oberkörper heran. Achte darauf, dass der Oberkörper und vor allem auch der Kopf auf dem Boden liegen bleiben.

Hockgrätsche

Du stellst dich in einer breiten Grätsche hin. Der Oberkörper ist gerade und leicht nach vorn gebeugt. Gehe nun mit dem rechten Bein in die Hocke, das linke Bein wird dadurch gestreckt. Gehe wieder in die Ausgangsposition, dann links in die Hocke und so weiter.

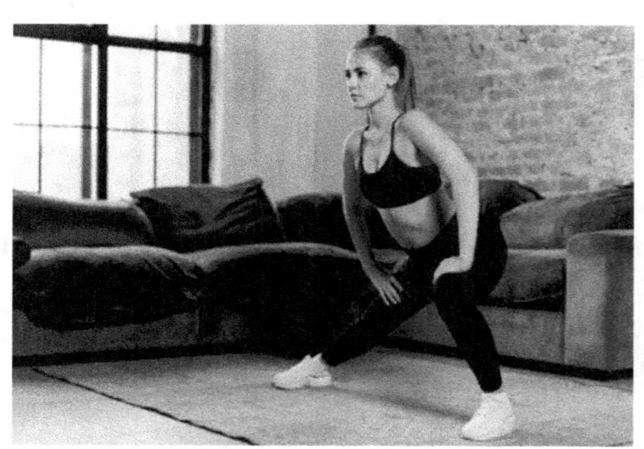

Und noch einmal der Rücken

Deine Füße stellst du schulterbreit auseinander. Rolle deinen Oberkörper Wirbel für Wirbel nach unten und lasse die Arme locker baumeln. Ist dein Oberkörper rund, versuche, mit den Händen die Füße zu erreichen. Mache dich dafür so rund wie möglich. Gehe dann langsam Wirbel für Wirbel wieder in eine aufrechte Position über.

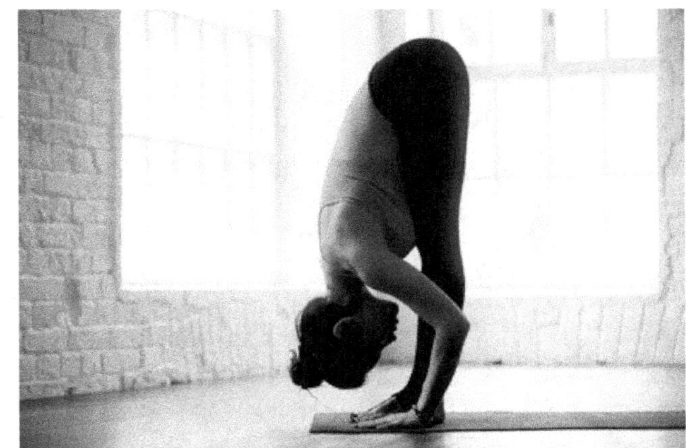

Woche 8 – Überblick/Checkliste

1. Aufwärmen
a) Drehen
b) Marschieren
c) Boxen
d) Berge besteigen
e) Am Stand laufen

2. Hula Hoop
a) Hulern auf einem Bein
b) Hulern mit schwingendem Bein

3. Dehnen
a) Oberschenkel dehnen
b) Unteren Rücken und Gesäß dehnen
c) Hockgrätsche
d) Rücken dehnen

Wenn es schnell gehen muss

Manchmal hat man solche Tage, an denen muss alles schnell gehen. Keine Zeit, um groß zu kochen. Wie einfach ist da die Versuchung, mit Fertiggerichten zu schummeln. Wie wäre es, wenn du dir deine eigenen Fertiggerichte machst?
Wie das?

Ganz einfach, koche an den Tagen, an denen du Zeit hast, einfach ein bisschen mehr. Das kannst du dann portionsweise einfrieren oder, wenn du absehen kannst, dass du es schneller isst, kannst du es auch im Kühlschrank aufbewahren. Zum Portionieren nimmst du auslaufsichere Gefrier- oder Brotdosen. Am besten sind solche Dosen, mit denen man das Essen einfrieren und in der Mikrowelle erwärmen kann.

Wenn du weißt, dass du am nächsten Tag früh los musst, warum bereitest du dann dein Essen für die Arbeit nicht schon am Abend vorher vor? Es muss ja nicht immer das klassische Butterbrot sein, sondern wie wäre es einmal mit Salat? In die eine Dose die Rohkost, in eine andere oder in ein kleines Glas die Soße. Wenn du dir noch ein Schnitzel oder eine Hähnchenbrust anbrätst und sie klein schneidest, kannst du diese mit in deinen Salat geben und du hast deinen Proteinanteil. Auch gekochte Eier sind toll zum Mitnehmen.

Aber natürlich gibt es auch schnelle Gerichte, die man ohne viel Zeit und Aufwand zubereiten kann. Da das an dieser Stelle den Rahmen sprengen würde, habe ich dir hier einmal zwei Webseiten mit schnellen Gerichten herausgesucht, die man in maximal 30 Minuten oder weniger zubereiten kann:

https://www.lecker.de/schnelle-rezepte-fuer-jeden-tag-51610.html
https://www.chefkoch.de/magazin/artikel/667,0/Chefkoch/Auf-die-Schnelle-leckere-Gerichte-zaubern.html

Woche 8 – Ernährung auf einen Blick
- Bereite dir dein Essen für mehrere Tage vor
- Friere Mahlzeiten ein und erwärme sie

Woche neun

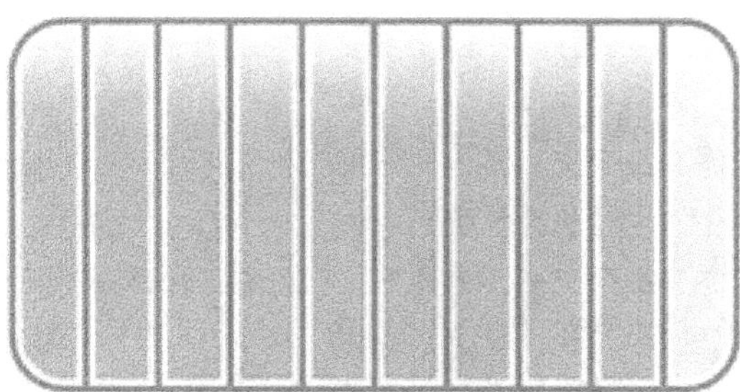

Wow, du hast Woche neun erreicht und bist somit fast durch mit unserem kleinen Kurs „Fit und schlank mit dem Hula Hoop". Ich hoffe, du konntest allen Veränderungen folgen, die ich dir vorgeschlagen habe. Wenn nicht, ist das auch kein Beinbruch, mache den Kurs in dem Tempo, welches dir zusagt. Mir ist es lieber, du machst es langsam, aber nachhaltig, als wenn du durchhudelst und entweder die Lust verlierst, weil dein Körper und Geist nicht mitkommen oder du durch die halbgare Herangehensweise keine Erfolge hast.

Du und dein Körper sind die Messlatte und nicht meine Vorgaben. Merke dir das.

Aber da das hier ein Buch ist und ich nicht weiß, wie lange du brauchst, starte ich trotzdem mit Woche neun, auch wenn du mehr als neun Wochen benötigst, um hier her zu gelangen... Dann streiche einfach die Neun und schreibe die Zahl hin, die dir passt.

Warum soll sich nur der Reifen drehen?

Ja, heute machen wir was ganz Verrücktes, aber ehe wir da hinkommen, kommt erst?

Das Aufwärmen

Grätsche im Liegen

Heute darfst du es dir einmal gemütlich machen. Okay, nicht zu gemütlich. Lege dich auf die rechte Seite. Dein Kopf liegt auf der rechten Hand. Der Ellbogen beschreibt einen 90° Winkel nach oben. Die Beine liegen aufeinander. Hebe nun das linke Bein an. Die Knie bleiben dabei ausgestreckt. Hebe es so hoch wie möglich, ehe du es wieder ablegst. Mache die Übung fünf Mal und dann lege dich auf die Linke Seite und wiederhole das Ganze.

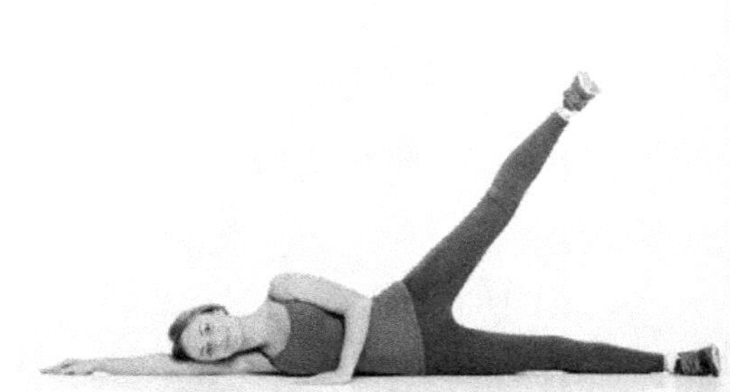

Po und Rücken

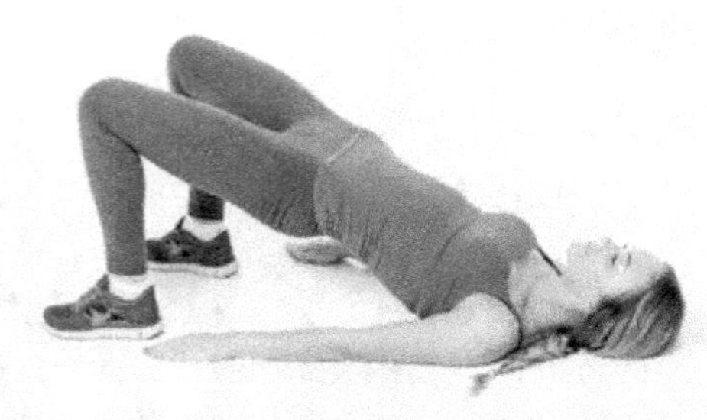

Du bleibst am Boden und drehst dich auf den Rücken. Stelle die Füße etwa hüftbreit auseinander auf den Boden, die Knie zeigen nach oben. Die Arme liegen neben dem Körper. Nun spanne die Bauch- und Po-Muskeln an und drücke das Becken nach oben. Schultern, Kopf und Arme bleiben dabei auf dem Boden liegen. Das machst du zehn Mal.

Springen

Und nun einmal ein wenig Aktion. Stelle dich hin, Beine etwa hüftbreit auseinander. Gehe leicht in die Knie und springe dann kräftig nach oben. Die Arme holen dabei Schwung und folgen der Bewegung. Gehe beim Landen wieder leicht in die Knie und springe weiter, zehn Mal. Um die Übung zu steigern, kannst du beispielsweise eine robuste Box vor dich stellen und darauf springen.

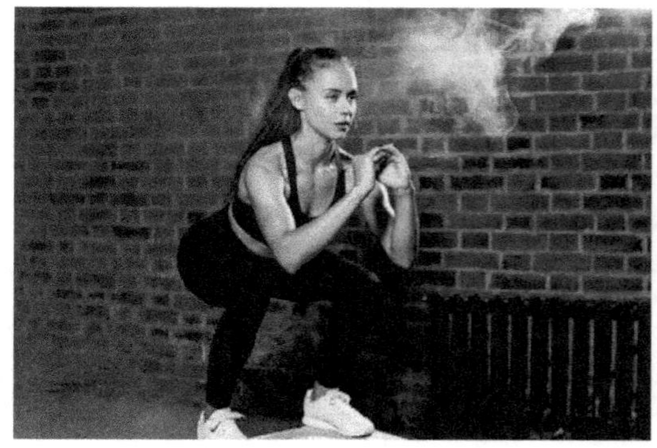

Auf der Stelle laufen

Das kennst du ja mittlerweile, also laufe los, eine halbe Minute, und ziehe die Fersen an den Hintern.

Und nun zum doppelten Drehen

Ja, du hast richtig gelesen, du sollst dich ebenfalls drehen. Fange jetzt aber erst einmal an, zu hulern, wie immer zunächst in deine bevorzugte Richtung, ehe du die Übung später auch in die andere Richtung machst. Während der Reifen sich dreht, fängst du ganz langsam an, dich mit ihm in dieselbe Richtung zu drehen.

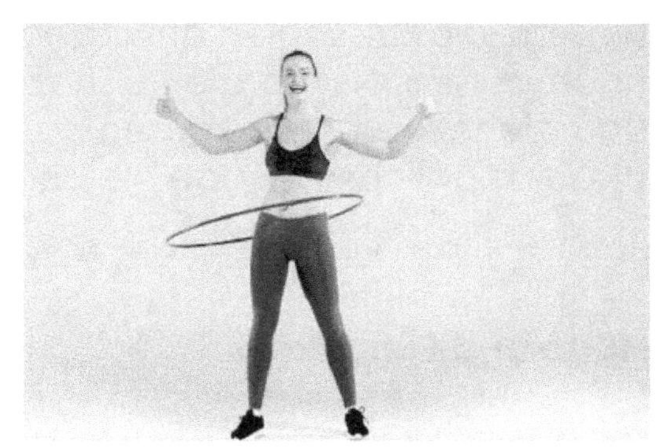

Wenn es allmählich klappt, kannst du versuchen, dabei schneller zu werden.

Mittlerweile kannst du doch bestimmt eine halbe Stunde oder länger durchhalten beim Hulern, also keine Müdigkeit vorschützen, drehe dich, was das Zeug hält. Aber Achtung, nicht, dass dir schwindelig wird.

Dehnen

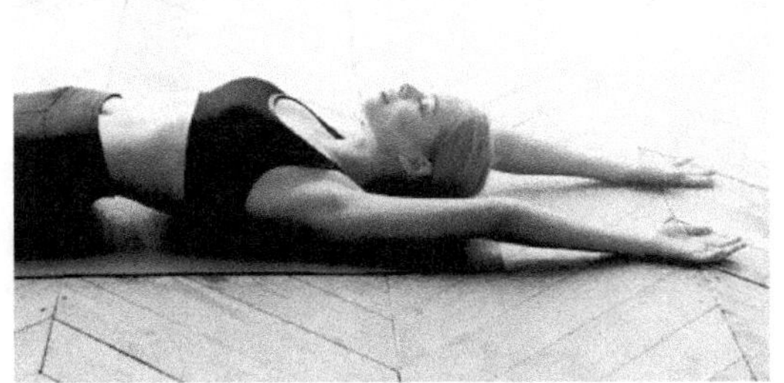

Streckbank

Nach all dem Drehen hast du bestimmt einen Drehwurm, also erst einmal auf den Rücken legen und die Arme und Beine so weit wie möglich von dir weg strecken.

Rücken

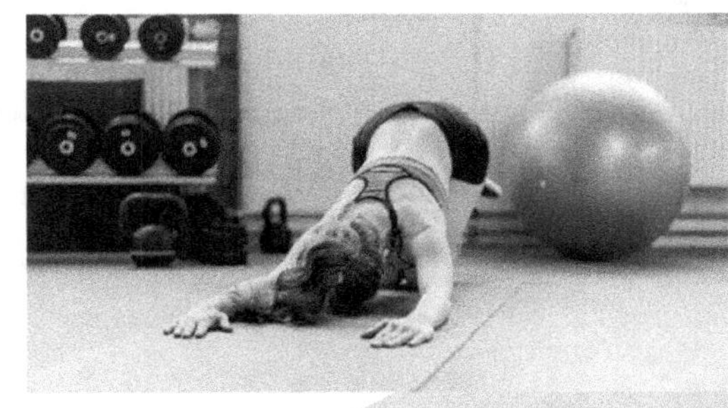

Und wenn wir gerade am Boden sind, gehe dann auf die Knie und lege die Unterarme und die Hände auf den Boden. Mache den Rücken rund, ziehe das Gesäß zu den Fersen, während deine Arme auf dem Boden liegen, und versuche, dich gleichzeitig nach vorne zu ziehen.

Hüfte

Ja, die Hüfte hatten wir schon eine Weile nicht mehr beim Dehnen, also setze dich auf deinen Hintern, die Fußsohlen aneinander und die Knie nach außen. Nimm die Füße mit den Händen und ziehe den Oberkörper nach vorn, wobei dieser möglichst gerade bleiben sollte.

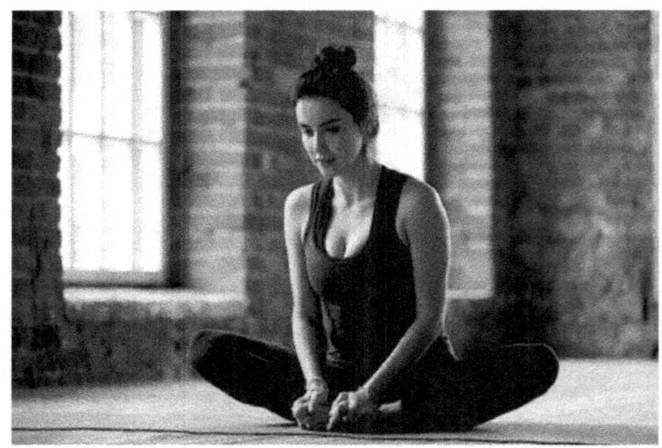

Hüfte und Schenkel

Und weil es im Sitzen so schön ist, bleibst du in der Grundposition. Diesmal gehen deine Hände an die Knie. Drücke mit aufrechtem Oberkörper die Knie so weit wie möglich nach unten.

Woche 9 – Überblick/Checkliste

1. Aufwärmen
a) Grätsche im Liegen
b) Po und Rücken aufwärmen
c) Springen
d) Am Stand laufen

2. Hula Hoop
a) Hulern und gleichzeitig drehen
b) Hulern und schneller drehen

3. Dehnen
a) Streckbank
b) Rücken dehnen
c) Hüfte dehnen
d) Hüfte und Schenkel dehnen

Überblick behalten

Ich hatte dir doch die Aufgabe gegeben, einmal Tagebuch zu führen, wann du was isst, damit du ein Gefühl dafür bekommst, was du zu dir nimmst und wie leicht oder schwer es dir fällt, feste Mahlzeiten einzuhalten.

Nun will ich diesen Aufzeichnungen einen weiteren Aspekt verleihen. Bisher durftest du die Kalorien immer ignorieren, nun will ich die kleinen Dinger aber genauer betrachten. Kalorien sind eine Maßeinheit für die Energie, die in einem Nahrungsmittel steckt.

Das mit den Kalorien ist eigentlich ganz einfach: Isst du mehr Kalorien, als du verbrauchst, wird der Überschuss eingelagert; isst du weniger, als du verbrauchst, geht es an deine Reserven.

Ja, aber wie viel brauchst du eigentlich?

Diese Rechnung ist kompliziert, deswegen hier einmal ein Link zu einem Kalorienrechner:

https://www.apotheken-umschau.de/kalorienrechner

Dieser errechnet zuerst den Grundumsatz. Das ist der Kalorienbedarf, den du hast, wenn du nichts machst, also im Bett liegst und dich nicht bewegst. Das ist auch die Anzahl an Kalorien, die du immer mindestens essen solltest, um gesund und nachhaltig abzunehmen.

Im zweiten Schritt wird der tatsächliche Energiebedarf errechnet. Dort gibst du ein, ob du Sport machst und was du arbeitest, also ob du dich viel oder wenig bewegst. Der Wert, der am Ende herauskommt, ist das absolute Maximum, was du zu dir nehmen darfst. Jede Kalorie mehr hat keine Chance, verbrannt zu werden, und landet an Bauch oder Hüften.

Wenn du also abnehmen willst, muss dein Ziel zwischen den beiden Werten liegen.

Deine Aufgabe nun, damit du ein Gefühl für die Kalorien bekommst: Tracke dein Essen mit einer App. Alternativ kannst du natürlich auch ein handschriftliches Tagebuch führen, dann jedoch solltest du dir entweder ein gutes Tabellenbuch mit Nährwerten zulegen oder eine entsprechende Seite suchen, die dir die Nährwerte liefert und vielleicht sogar berechnet.

Du weißt nicht, wie viel dein Essen wiegt? Dann schätze, und zwar immer möglichst hoch. Besser ist es natürlich, eine Waage zu Hilfe zu nehmen.

Du kannst das natürlich auf Dauer machen, musst du aber nicht. Wenn du das richtige Gefühl für den Energiegehalt von Nahrung entwickelt hast, kannst du dir das Schreiben und Tracken sparen.

Ach ja, noch ein Hinweis: Dein Grundumsatz ändert sich, je nachdem, wie viel du wiegst. Genauso ändert sich der Gesamtumsatz, wenn du dich mehr bewegst. Kontrolliere entsprechend ab und zu einmal deine Werte, um sicherzugehen, dass du im richtigen Kalorienbereich bleibst.

Woche 9 – Ernährung auf einen Blick
- Berechne deine täglichen Kalorien
- Tracke deine Mahlzeiten

Woche zehn

Die letzte Woche ist erreicht. Ich bin stolz auf dich, dass du deinen Weg bis hier her gemacht hast, egal, ob du dafür länger als zehn Wochen gebraucht hast oder nicht. Du hast es geschafft. Ich möchte, dass du dich selbst ein bisschen feierst, du hast es dir verdient. Komm, lass uns Spaß haben mit den letzten Trainingsrunden, in denen ich dich begleite.

Eine kleine Choreografie

Nun hast du so viel gelernt, jetzt möchte ich dir ein wenig Verantwortung abgeben. Ab nächster Woche liegt sie ja dann ohnehin gänzlich bei dir.

Aufwärmen

Zuerst einmal geht es ans Aufwärmen. Davon habe ich dir schon so viel erzählt und viele verschiedene Übungen präsentiert, wie wäre es, wenn du diese Woche einmal selbst die Auswahl übernimmst?

Um dir bei der Auswahl zu helfen, hier noch einmal drei Warm-Up-Videos in unterschiedlicher Länge. Schaue sie dir an und suche dir heraus, was du machen möchtest, oder noch besser, mache doch gleich mit:

https://youtu.be/1s6uKEjPLJw
https://youtu.be/JybKvNMEjQU
https://youtu.be/EbFgRv6G29g

Hast du dich aufgewärmt? Es hat Spaß gemacht, selbst die Verantwortung zu übernehmen, oder? Na, dann hulern wir los.

Eine kleine Choreografie

Du hast in den letzten Wochen einige verschiedene Bewegungen gelernt, diese wollen wir nun miteinander verbinden.

Zuerst einmal stelle dir irgendwo Gewichte hin, die du hulernd aus dem Stand, durch Kniebeugen oder durch ein bis zwei Schritte greifen kannst.

Alles vorbereitet? Dann mache dir Musik an und huler los. Erst ein paar Runden aufwärmen, dann ein Schritt vor, ein Schritt nach links, ein Schritt zurück und ein Schritt nach rechts. Hat es geklappt?

Dann weiter, in die Richtung, in der du deine Gewichte stehen hast. Hole diese und bewege dich zurück. Halte die Arme nach oben und drehe dich dabei eine halbe Drehung. Bewege dann die Arme zur Seite und gehe dabei in die Kniebeuge. Führe dann die Arme wieder nach oben und vollführe erneut eine halbe Drehung. Gehe dann wieder „im Quadrat", indem du deine Arme abwechselnd nach oben und zur Seite führst. Im Anschluss wieder Drehung, Kniebeuge, Drehung. Danach machst du abermals einen Schritt in Richtung deiner Abstellfläche für die Gewichte und legst sie ab. Gehe in deine Ausgangsposition zurück und huler noch ein paar Runden, während du die Arme kreisen lässt.

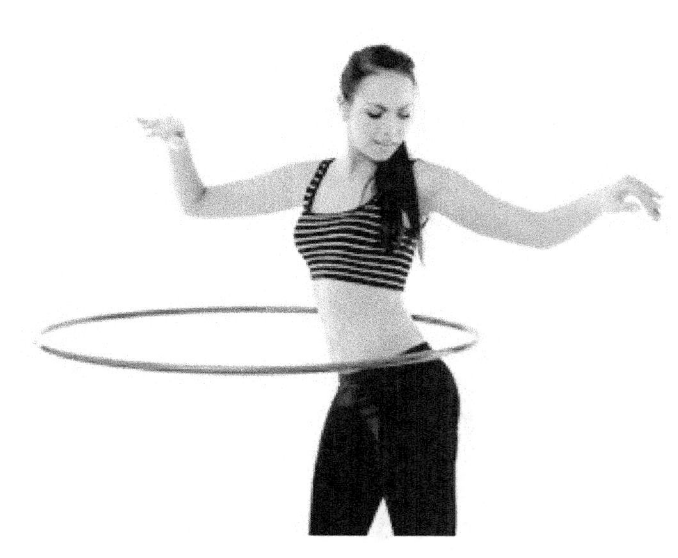

Dann stoppst du und beginnst, in die andere Richtung zu hulern. Mache in diese Richtung dieselbe Choreografie.

Denke dir auch eigene Choreografien aus. Mache, was dir Spaß macht, aber denke immer daran, dass du beiden Huler-Richtungen gleichermaßen Raum gibst.
Und nach dem Training?

Das Dehnen nicht vergessen.

Auch hier habe ich dir in den letzten Wochen sehr viele Übungen vermittelt. Suche dir welche aus und dehne dich. Ab nächster Woche musst du dich da allein organisieren. Aber ich bin ja nicht so, auch hier gebe ich dir, wie beim Aufwärmen, drei Videos, aus denen du deine Übungen herausfiltern kannst oder denen du einfach folgst:

https://youtu.be/zl0n0gpMpkE
https://youtu.be/hhJEJUmZrVM
https://youtu.be/qFgwrTc1eII

Woche 10 – Überblick/Checkliste
1. Aufwärmen
a) Aufwärmen anhand der Videos

2. Hula Hoop Choreographie
a) Einen Schritt nach vorne, links, zurück, rechts
b) Gewichte holen
c) Arme rauf und eine Halbdrehung
d) Arme seitlich und eine Kniebeuge
e) Arme rauf und eine Halbdrehung
f) Einen Schritt nach vorne, links, zurück, rechts – abwechselnd mit gehobenen und seitlich gestreckten Armen
g) Arme rauf und eine Halbdrehung
h) Arme seitlich und eine Kniebeuge
i) Arme rauf und eine Halbdrehung
j) Gewichte zurücklegen
k) Hulern mit kreisenden Armen

Dieselbe Choreographie in die andere Richtung

3. Dehnen
a) Dehnen anhand der Videos

Wo willst du hin?

Das ist jetzt die große Frage. Du bist nun in der zehnten Woche und doch erst am Anfang. Du kannst mit dem Hula Hoop noch viel Spaß haben, noch fitter werden, vielleicht findest du ja auch Zugang zum Hoopdance oder zur rhythmischen Sportgymnastik. Auf jeden Fall bist du auf einem guten Weg, abzunehmen.

Du hattest ja schon einmal die Aufgabe, dir Ziele zu setzen, was das Abnehmen angeht. Ich möchte, dass du dir diese zur Hand nimmst und noch einmal über sie nachdenkst. Sind die Ziele realistisch, geht vielleicht sogar ein klein bisschen mehr?

Und was ist mit deiner Fitness, wo willst du da auf Dauer hin? Willst du bei einer halben bis Dreiviertelstunde bleiben oder willst du weiter gehen? Willst du nicht nur hulern, sondern auch Laufen, Aerobic, Pilates oder was auch immer machen?

Du hast dir deine Fitness erarbeitet, wohin wird sie dich führen? Setze dir auch hier Ziele, etwa, neben den eigenen Trainingssessions einmal in der Woche mit Freunden oder im Verein Sport zu machen. Denke immer daran, vorwärtszugehen, niemals zurück. Halte an dem fest, was du erreicht hast, und gehe vorwärts in eine fitte und schlanke Zukunft.

Woche 10 – Auf einen Blick
- Setze dir Ziele
- Verfolge deine Ziele

Haftungsausschluss

Die Umsetzung aller enthaltenen Informationen, Anleitungen und Strategien dieses Buchs erfolgt auf eigenes Risiko. Für etwaige Schäden jeglicher Art kann der Autor aus keinem Rechtsgrund eine Haftung übernehmen. Für Schäden materieller oder ideeller Art, die durch die Nutzung oder Nichtnutzung der Informationen bzw. durch die Nutzung fehlerhafter und/oder unvollständiger Informationen verursacht wurden, sind Haftungsansprüche gegen den Autor grundsätzlich ausgeschlossen. Ausgeschlossen sind daher auch jegliche Rechts- und Schadensersatzansprüche. Dieses Werk wurde mit größter Sorgfalt nach bestem Wissen und Gewissen erarbeitet und niedergeschrieben. Für die Aktualität, Vollständigkeit und Qualität der Informationen übernimmt der Autor jedoch keinerlei Gewähr. Auch können Druckfehler und Falschinformationen nicht vollständig ausgeschlossen werden. Die Bilder stammen von der Homepage www.pixabay.com und es handelt sich um lizenzfreie Fotos. Für fehlerhafte Angaben vom Autor kann keine juristische Verantwortung sowie Haftung in irgendeiner Form übernommen werden.

Urheberrecht

Alle Inhalte dieses Werkes sowie Informationen, Strategien und Tipps sind urheberrechtlich geschützt. Alle Rechte sind vorbehalten. Jeglicher Nachdruck oder jegliche Reproduktion – auch nur auszugsweise – in irgendeiner Form wie Fotokopie oder ähnlichen Verfahren, Einspeicherung, Verarbeitung, Vervielfältigung und Verbreitung mit Hilfe von elektronischen Systemen jeglicher Art (gesamt oder nur auszugsweise) ist ohne ausdrückliche schriftliche Genehmigung des Autors strengstens untersagt. Alle Übersetzungsrechte vorbehalten. Die Inhalte dürfen keinesfalls veröffentlicht werden. Bei Missachtung behält sich der Autor rechtliche Schritte vor.

Impressum